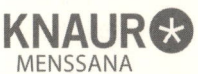

Über die Autorin:
Christina Sell hat einen Master in »Integrative Education« und ist Yogalehrerin mit einem eigenen Institut in Austin, USA. Sie lehrt eine Synthese verschiedener Stile und legt besonderen Wert darauf, die äußeren Körperstellungen mit der inneren Weisheit des Herzens zu verbinden. Christina Sell gibt weltweit Seminare und ist beliebt wegen ihrer leidenschaftlichen Art des Unterrichtens.

Christina Sell

Yoga des Herzens

Wie wir uns mit unserem Körper versöhnen können

Aus dem Englischen
von Ingrid Ickler

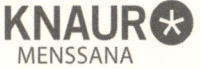

KNAUR
MENSSANA

Die amerikanische Originalausgabe erschien 2003
unter dem Titel »Yoga from the Inside Out« bei Hohm Press.

Besuchen Sie uns im Internet:
www.mens-sana.de

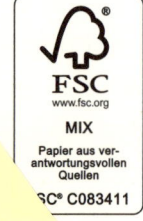

Deutsche ... be November 2013
... enbuch
© ... Press
Für die deu... ... Ausgabe:
© 2013 Kn... ...schenbuch
Ein Unternehmen der Droemerschen Verlagsanstalt
Th. Knaur Nachf. GmbH & Co. KG, München.
Redaktion: Elena Grunwald
Umschlaggestaltung: ZERO Werbeagentur, München
Satz: Adobe InDesign im Verlag
Druck und Bindung: CPI books GmbH, Leck
ISBN 978-3-426-87661-9

2   4   5   3   1

Für Lee Lozowick,
den besten Yogalehrer der Welt

Inhalt

Einführung

In diesem Buch geht es um Yoga und um das Bild, das wir von unserem Körper haben. Genauer gesagt wird eine Reise durch die Themen Abhängigkeit, Selbstliebe und spirituelle Praxis beschrieben. Nachdem ich mich ein Jahr lang intensiv mit Anusara-Yoga beschäftigt hatte, schrieb ich einen Essay mit dem Titel *Den Frieden finden durch Anusara Yoga*. Darin fasste ich alles zusammen, was ich während meiner Praxis gelernt hatte, und beschrieb die Reise, die mich bis hierhin gebracht hatte. Anusara ist eine Variante des Hatha-Yoga, die den universellen Ausrichtungsprinzipien folgt. Im Mittelpunkt steht die Öffnung des Herzens. Die Asanas finden ihren Ausdruck von »innen nach außen«.

Ich schickte eine Kopie dieses Essays an John Friend, den Begründer von Anusara-Yoga. Einige Wochen später las er ihn während eines Intensivworkshops vor. Ich war tief berührt, als ich meine Lebensgeschichte vor siebzig Teilnehmern hörte, anonym natürlich, und spürte wieder den Schmerz, der mich mein ganzes Leben begleitet hatte. Ich spürte den übergroßen Hass auf meinen Körper, den nagenden Zweifel an meinem Selbstwert, die meinen Körper zu einem Schlachtfeld gemacht hatten. Ich führte Krieg mit mir selbst, kämpfte gegen Ängste und Minderwertigkeitskomplexe, um mir zu beweisen, dass auch ich liebenswert war. Dabei hatte ich mir alles abverlangt und war nun voller Mitgefühl für mich selbst, aber auch voller Hoffnung und Dankbarkeit für das Gelernte und für die neue Beziehung, die ich zu meinem Körper habe aufbauen können.

Yoga als Friedensangebot

Ich bin sechs Jahre alt, und der beste Freund meines Bruders missbraucht mich sexuell. Ich bin neun Jahre alt, und als ich von einem Sportcamp zurückkomme, sind meine Muskeln so verspannt, dass ich jeden Morgen ein heißes Bad nehmen muss, damit mein Körper wieder funktioniert. Ich bin zehn, und meine Hände sind vom ständigen Turnen am Stufenbarren aufgerissen. Weil mir immer wieder gesagt wird, dass ich weiterüben muss, übe ich schließlich so lange, bis meine Hände bluten. Ich bin elf und habe eine Sehnenscheidenentzündung vom exzessiven Training. Ich bin sechzehn und habe mehrere Male am Tag Ess- und Brechattacken. Ich bin siebzehn, trinke bis zur Bewusstlosigkeit und nehme Drogen. Ich bin achtzehn und lebe mich sexuell aus. Ich bin zwanzig, leide unter Fressattacken und wiege 75 Kilo bei 154 cm Körpergröße. Ich bin sechsundzwanzig und nehme an Triathlonwettbewerben teil. Ich bin neunundzwanzig und trainiere eisern für eine Bodybuilding-Show und halte strenge Diät.

Als ich dreißig bin, höre ich John Friend sagen: »Jede Haltung ist eine Möglichkeit, dein Potenzial zu entfalten.« In mir beginnt eine Revolution.

Vielleicht mache ich sogar einen Quantensprung. Schon bevor ich an einem Workshop von John Friend teilnahm, hatte ich Yoga geübt, wusste einiges über die körperliche Ausrichtung, über Formen und Aussehen der Haltungen. Die Yogaphilosophie war mir vertraut, und ich hatte schon eine ganze Menge Mantras gesungen. Mein Körper war muskulös und beweglich. Aber nach diesem fünftägigen Intensivworkshop mit John hatte ich begriffen, dass ich Yoga noch nie von innen nach außen geübt hatte. Ich hatte mich dem Yoga in der gleichen Weise genähert, wie ich mich allem anderen genähert hatte: mit Disziplin, Minderwertigkeitskomplexen und ohne auf meine Schmerzen Rücksicht zu nehmen. Mir wurde schlagartig bewusst, welch schonungslosen Krieg ich gegen meinen Körper führte, und diese Erkenntnis brach mir fast das Herz. Wie in jedem gewaltsamen Konflikt gab es auch hier Opfer – man kann keinen so rücksichtslosen Krieg gegen seinen Körper führen, ohne dass auch der Geist, die Seele und die Gefühle verletzt werden.

Und deshalb weinte ich. Ich weinte die ganzen fünf Tage, die der Workshop dauerte. Ich weinte noch drei Tage danach. Und auch jetzt, ein Jahr später, wenn ich das niederschreibe, weine ich, allerdings aus einem anderen Grund. Jetzt weine ich aus Dankbarkeit. Ich weine, weil ich gelernt habe, anders zu praktizieren. Heute übe ich mit der Intention, dass meine Yogamatte ein heiliger Ort ist. Ich übe mehr Haltungen, die meinen Körper schonen, und stemme keine Gewichte mehr, laufe keine langen Strecken und strapaziere meinen Körper nicht mit Fasten oder maßlosem Essen. Ich übe und sage mir dabei, was ich gut mache. Ich übe und akzeptiere mein Yoga und mich selbst, so wie ich bin. Ich bin nachsichtiger geworden, nicht mehr so überkritisch und suche weniger nach Fehlern. Ich übe, weicher zu werden. Und ich lache mehr. Ich bete darum, dass mein Yoga ein Friedensangebot an meinen Körper sein darf. Jedes Mal, wenn ich die Grußhaltung Anjali Mudra einnehme (Handflächen in Herzhöhe zusammenlegen), kann ich meinem Körper Frieden schenken und wertschätzen, dass er ein heiliger Ort ist. Wenn etwas schmerzt, dann versuche ich, nach der Ursache zu suchen, anstatt den Schmerz zu ignorieren. Auf diese Weise kann ich meinen Körper und mich selbst achten. Ich schließe Frieden.

●◆●

Am wichtigsten war jedoch, dass die Scham von mir abfiel. Während John vorlas, nickten einige, anderen liefen Tränen über die Wangen. Meine Geschichte wurde mit Mitgefühl, Verständnis und Empathie aufgenommen. In dieser Runde fühlte ich mich verstanden, akzeptiert, wertgeschätzt und wie verwandelt. Jetzt konnte ich erkennen, dass auch diese so grundverschiedenen Menschen in diesem Raum auf die eine oder andere Weise im Krieg mit ihrem Körper und ihrem Selbst lagen. Ich wusste, dass ich nicht alleine war.

Nach der Rückkehr von diesem Workshop habe ich viele Gespräche mit meinen Yogaschülern und Freunden über Themen wie Selbstakzeptanz, Körperbild, zwanghaftes Üben und Essstörungen geführt. Einige meiner Gesprächspartner erzählten mir von ihrem ganz persönlichen Krieg mit sich selbst, manche waren noch mittendrin, manche sahen schon Licht am Ende des Tunnels. Andere berichteten über Abgründe ihres Verwandlungsprozesses, über gewonnene Einsichten, Lösungen und Triumphe. Ich begriff, dass ich denjenigen, die sich wie ich mit der Problematik Körperbild, Selbstliebe und spirituelles Erwachen auseinandersetzten, etwas geben konnte. Dabei kam mir die Idee, ein Buch zu schreiben, das offen und ehrlich die tagtäglichen Kämpfe vieler Menschen mit ihrem Körper und ihrem Selbstwertgefühl benennt und wie Yoga dabei helfen kann, sich dieser Herausforderung zu stellen und damit fertig zu werden.

Ich träumte von einem Buch, das all jene würdigt, die versuchen, Frieden mit ihrem Körper und mit sich selbst zu schließen. Vielleicht könnte ein solches Buch dazu beitragen, unsere Vorstellung von Schönheit zu verändern, und außerdem aufzeigen, dass Hatha-Yoga unseren Blickwinkel erweitert und uns die Chance gibt, unsere Sicht der Dinge zu verändern.

Ich habe das Buch geschrieben, weil ich es selbst lesen wollte. Dabei habe ich erfahren, dass man am besten das vermitteln kann, was man selbst am meisten braucht, um zu lernen. Wie auch immer – dieses Buch ist ein Friedensangebot, an mich selbst und vielleicht auch für andere, die bereit sind, Yoga mit Liebe und Hingabe zu praktizieren. Das Sanskritwort *abhyasa* bedeutet »regelmäßiges und ständiges Bemühen über einen langen Zeitraum«. Sich auf diese Weisheit einzulassen, ist die eigentliche Botschaft dieses Buches. Mit dem eigenen Körper Frieden zu schließen ist ein fortwährender Prozess und kein einmaliges Ereignis. Es ist eine Reise, während deren wir uns mit den eigenen Ängsten konfrontieren müssen, um damit die Möglichkeit zu bekommen, einen Teil unserer wahren Natur erfahren zu können.

Kapitel 1

KRIEG UND FRIEDEN

Ich war sechs Jahre alt, als mich der beste Freund meines Bruders sexuell missbrauchte. Während mehrerer Monate waren seine Schwester und ich Opfer sexueller Übergriffe seiner Clique. Wir mussten Pornofilme ansehen und bei Sexspielchen mitmachen. Ich sagte nie nein und erzählte niemandem davon. Ich wusste genau, dass solche Dinge geheim bleiben mussten, und empfand eine verwirrende Mischung von körperlichem Lustgefühl und Scham, typisch für kindliche Opfer sexuellen Missbrauchs.

Lange Zeit verschloss ich das Trauma in mir, sogar vor mir selbst gab ich es nicht zu, so dass diese schmerzlichen Erinnerungen bis in meine Jugendjahre verborgen blieben.

Ich war das jüngste Kind in einer vom Schlankheitswahn besessenen Familie, in der Figur und Gewicht eine zentrale Rolle spielten. Ich war ein eher zierliches Mädchen. Meine ältere Schwester Anne-Marie dagegen war etwas pummelig. Als sie neun Jahre alt war, setzten unsere Eltern sie auf Diät. Das führte bei mir zu der Schlussfolgerung: dünn ist gut, dick ist schlecht. Und ich stellte mir vor, dass man mich mehr lieben würde, wenn ich dünner wäre.

Ich war eine gute Schülerin mit einem ausgeprägten logischen Denken, verfügte über einen großen Wortschatz und konnte mich gut ausdrücken. Da ich klein und zierlich war und über eine gute körperliche Koordination verfügte, war ich für das Turnen prädestiniert, aber ich tanzte auch, spielte Fußball und Softball und nahm Geigen- und Klavierunterricht. Während eines Turnwettkampfs auf überregionaler Ebene lernte ich zum ersten Mal, die Grenzen meines Körpers zu überschreiten und meinen Schmerz zu ignorieren. Damals kam ich gerade in die Pubertät. Körperliche Perfektion wurde zum Zwang.

In der Rückschau kann ich mir nicht erklären, warum wir als junge Turnerinnen schon so unter Druck standen. Das Alter, in dem man sich noch für die Olympiariege qualifizieren konnte, war längst vorbei, und Turnen war nur eine außerschulische Aktivität, mehr nicht.

Die Folgen meines exzessiven Trainings waren diverse Verletzungen durch Überanstrengung, aufgerissene Hände, unaufhörlich übersäuerte Muskeln, Verstauchungen, Prellungen und ständige Schmerzen. Einmal hatte ich mir sogar einen Schneidezahn ausgeschlagen. Ich stand in permanenter Konkurrenz zu anderen Mädchen und buhlte um die Aufmerksamkeit des Trainers und um gute Noten von dem Kampfrichter. Mir wurde bewusst, dass hübsch, schlank und beweglich besser war als übergewichtig und plump. Ich lernte kess zu sein, ständig zu lächeln und immer gut gelaunt zu wirken, egal, wie es mir wirklich ging. Ich gewöhnte mich daran, im Zentrum des Interesses zu stehen. In meinem Inneren lauerte ein Kampfrichter, der jedes Mal, wenn ich einen Fehler machte, einen Punkt abzog.

Als ich schließlich in der Pubertät war, verlor ich das Interesse am Turnen und strebte nach sozialer Anerkennung. Ich wurde Cheerleaderin und tat alles, um in der Schule beliebt zu sein. Und obwohl der äußere Rahmen jetzt ein anderer war, hatte ich die Wettkampfmentalität, den Hang zum Perfektionismus und das Streben nach Erfolg verinnerlicht. Ich brauchte keine Motivation von außen mehr, die mich antrieb und verlangte, meine Schmerzen zu unterdrücken.

Nach einer Reihe von schmerzlichen Ereignissen, das Ende meiner ersten sexuellen Beziehung eingeschlossen, sah ich mich mit sechzehn mit einer existenziellen Krise konfrontiert. Ich war depressiv, ohne Hoffnung, fühlte mich ungeliebt und hatte Angst vor dem Erwachsenwerden. Ich bekam ein Magengeschwür, musste eine spezielle Diät einhalten und verlor an Gewicht. Mein überschlanker Körper zog in der Schule die Blicke der Jungs auf sich. Meine Depression verschärfte sich, und ich begann, mich nach dem Essen zu übergeben. Schnell entwickelte ich ein ausgeprägtes Ess-Brech-Verhalten. Meine Bulimie umfasste Fressanfälle, provoziertes Übergeben, zwanghaftes Sporttreiben und den Missbrauch von Abführmitteln, Diätpillen, Alkohol und Drogen. Außerdem habe ich während meiner gesamten Highschool-Zeit und im Jahr nach meinem Abschluss geklaut und hatte ständig wechselnde Sexualpartner. Meine Gedanken drehten sich nur noch ums Essen. Obwohl ich an meiner Bulimie zu zerbrechen drohte, war ich nicht fähig, mein Verhalten zu ändern. Das Gefühl, die Kontrolle über mich verloren zu haben, wurde übermächtig.

Auf der Schwelle zum Erwachsensein begann sich meine Situation langsam zu verbessern. Mit achtzehn nahm ich an einem stationären Therapieprogramm für junge Erwachsene teil, um Hilfe zur Bewältigung meiner Probleme mit Depressionen und Bulimie zu suchen. Ich arbeitete intensiv daran, mein kaum vorhandenes Selbstwertgefühl in den Griff zu bekommen. Ich hörte auf, mich zu übergeben, und nahm keine Drogen mehr, hörte auf zu trinken und lebte sexuell enthaltsam. Ich begann erwachsen zu werden. Im Mittelpunkt der Therapie standen ein zwölfstufiges Entwöhnungs- und Heilungsprogramm und der Glaube an eine »höhere Macht«.

Nach der Therapie begann ich Aerobic zu unterrichten und Langstrecken zu laufen. Meine Fressanfälle brachte ich vor allem durch körperliche Bewegung unter Kontrolle. Diese Zeit meines Lebens war von innerem Wachstum, Veränderung und gesteigertem Gesundheitsbewusstsein bestimmt. Trotzdem waren die geistige Auseinandersetzung mit Essen, Trinken und Kalorien sowie die kritische Haltung gegenüber meinem Körper ständige Begleiter. Ich aß oft mehr, als ich brauchte, um satt zu sein, Fressattacken inklusive. Ich nahm zwanzig Kilo zu.

In der Zeit zwischen zwanzig und fünfundzwanzig entspannte sich mein Verhältnis zum Essen. Es gab Zeiten, in denen ich ganz normal aß, dann wieder Zeiten, in denen ich mit dem Teufelskreis von Gewichtszunahme, zwanghaftem Sport und Gewichtsabnahme kämpfte. Mit zweiundzwanzig kam ich zum ersten Mal mit Yoga in Kontakt, was ich fünf Jahre lang mehr oder weniger intensiv übte. In dieser Zeit war meine Bulimie nur sehr schwach ausgeprägt.

Danach nahm ich an Mittelstrecken-Triathlons teil, und mit neunundzwanzig hatte mich die Fitnessindustrie wieder. Ich unterrichtete Aerobic- und Spinning-Kurse und bereitete mich auf eine Bodybuilding-Show vor. Dass ich Überanstrengungssymptome entwickelte, war kein Wunder. Ich war von meinem Körper besessen. Einmal mehr war mein Selbstwertgefühl von der Intensität des Trainings abhängig. Hin und wieder hatte ich immer noch Ess-Brech-Anfälle.

Zu dieser Zeit hatte mein Körper Idealmaße, das Traumbild der Fitnessindustrie. Ich hatte nur noch 11 % Körperfett, meine Muskeln waren optimal ausgebildet, meine Haut war von den vielen Stunden im Sonnenstudio makellos gebräunt. Wo auch immer ich hinkam, bekam ich Komplimente für mein Aussehen. Mein äußeres Erscheinungsbild war so perfekt wie nie. Und doch war ich ständig müde, hungrig, gereizt und unkonzentriert. Meine Muskeln schmerzten, meine Fußsohlen waren entzündet, so dass ich nur mit Schmerzen laufen konnte. Ich war voll und ganz auf meinen Körper fixiert und hatte panische Angst zuzunehmen. Es ging so weit, dass sogar mein Mann meinte, dass das Leben mit mir keinen Spaß mehr mache.

Damals machte ich einen Workshop bei einem erfahrenen Hatha-Yoga-Lehrer, der in der Iyengar-Tradition unterrichtete. Dieser Lehrer war sehr wichtig für mich. Als er eine meiner Haltungen korrigierte, wurde ich urplötzlich von tiefer Trauer übermannt. Ich begann zu weinen, und der Lehrer fragte mich, ob ich physische Schmerzen hätte. Ich verneinte. Mir wurde klar, dass es keine logische Erklärung gab. Die aufgestauten Gefühle hatten ein Ventil gefunden. Ich verharrte in der korrigierten Position, ließ meinen Atem fließen und folgte weiter den Anweisungen. Bevor ich an diesem Abend den Workshop verließ, meinte mein Lehrer, ich solle keine Angst vor Veränderungen haben. Er sagte: »Stark sein oder der Wille, hart zu arbeiten, waren noch nie eine Herausforderung für dich. In diesen Dingen bist du gut. Was du noch lernen musst, ist Hingabe.«

Hingabe

Mit dreißig hatte ich mit dem Bodybuilding aufgehört. Neben dem Spinning-Unterricht widmete ich mich wieder intensiver dem Yoga und leitete auch Kurse. Ich begann zu verstehen, dass der Preis für einen perfekten Körper zu hoch war. Während ich darauf hoffte, eines Tages akzeptieren zu können, »normal« auszusehen, war meine Obsession immer noch stark ausgeprägt. Ich vermisste die Komplimente und die Anerkennung, die ich wegen meines durchtrainierten Körpers bekommen hatte. Schließlich nahm ich sieben Kilo zu.

Eines Abends besuchte ich meinen Mann in dem Coffee-Shop, in dem er arbeitete, und als er die Theke sauber machte, begann ich gedankenlos Gebäck in mich hineinzustopfen. Ich achtete gar nicht darauf, wie viel ich aß, und dachte: »Kein Problem, ich kann es ja später auskotzen.«

Der mir wohlbekannte innere Widerstreit zwischen dem bulimischen und dem gesunden Ich. Aus der Vergangenheit wusste ich, dass ich mich nach dem Kotzen sofort erleichtert fühlen würde, dann aber Scham, Gewissensbisse und Enttäuschung über mein Versagen die Folge wären. Mir war klar, dass ich mich aus dem vertrauten Loch des Selbsthasses herausarbeiten musste. An diesem Abend wusste ich ganz genau, genauer als je zuvor, dass ich dieses Martyrium nicht noch einmal durchmachen wollte. Ich rief um Hilfe!

In dieser Phase meines Lebens war ich gerade dabei, Zugang zur Philosophie eines spirituellen Lehrers namens Lee Lozowick zu finden. Ich las seine Bücher und machte mich mit dem Gedankengut vertraut, das er vertrat. Er sprach von einem indischen Heiligen namens Yogi Ramsuratkumar, der als Bettler auf den Straßen Südindiens lebte. Verstrickt in den inneren Kampf, mich zu erbrechen oder nicht, erinnerte ich mich an diesem Abend an die Worte des alten Bettlers: Jeder, der in Not ist und seinen Namen ruft, würde von ihm Hilfe bekommen. Mein Schrei richtete sich an ihn – ich bat Yogi Ramsuratkumar um Hilfe, ich schrie mit aller Kraft, die ich aufbringen konnte, und der Zwang zum Erbrechen war verschwunden. Als ich mit meinem Mann nach Hause ging, hatte ich schon wieder vergessen, welches Wunder gerade geschehen war.

Am folgenden Tag, während meines Spinning-Unterrichts, hob ich den Kopf, mein Blick fiel auf eine Frau, die regelmäßig kam, um sich auf eine Bodybuilding-Show vorzubereiten. Sie trat wie besessen in die Pedale eines Spinningrads, ihre Muskeln und Gelenke arbeiteten perfekt zusammen. Bei dem Gedanken, dass ich nie wieder so aussehen würde, weil ich keine Gewichte mehr stemmte und mich bemühte, mehr zu essen und weniger exzessiv zu trainieren, wurde ich traurig. Doch plötzlich änderten sich meine Gedanken. Wollte ich wirklich wieder so aussehen? Vor meinem inneren Auge verwandelte sich die Frau in ein maskulines Muskelpaket. Ich sah die Härte nicht nur in ihrem durchtrainierten Körper, sondern auch in ihren Gefühlen. Ihre Augen waren voller Angst, getrieben von einem übersteigerten Leistungsdruck. Das erinnerte mich an die eigenen Schmerzen, die mich bei meinen früheren grenzwertigen Trainingseinheiten begleitet hatten. Die Frau wirkte in meinen Augen seltsam unnatürlich. Sollten Frauen nicht weicher sein? Plötzlich fiel mir mein gestriger Schrei wieder ein, die Hilfe, um die ich gebeten hatte, wirkte offensichtlich immer noch. Mein Idealbild einer Frau veränderte sich direkt vor meinen Augen. Ich spürte die Präsenz von Yogi Ramsuratkumar. In diesem Moment wusste ich, dass es der Heilige gewesen war, der meine Haltung gegenüber dem weiblichen Körper veränderte, vor allem aber gegenüber meinem eigenen Körper.

Mit mir geschah etwas Wunderbares. Noch nie zuvor hatte ich meinen Körper mit Kurven und weichen Konturen in Verbindung gebracht. Mein Gewicht hatte permanent stark geschwankt, begleitet von selbstzerstörerischen Tendenzen, die aber immer wieder auch von langen Phasen mit gesunder Lebensweise und wohldosiertem Training abgelöst worden waren. Das Idealbild meines Körpers war jedoch noch nie von der gesellschaftlichen Norm abgewichen. Später schrieb ich meinem spirituellen Lehrer, was während des Unterrichts im Studio passiert war, und mir wurde klar, dass es kein Zurück gab: Ich musste mich der tiefgreifenden, folgenschweren Herausforderung stellen.

Das Friedensangebot

Einen Monat nach dieser Kehrtwende in meiner Sicht der Dinge, nahm ich an einem fünftägigen Yoga-Workshop mit John Friend teil. Zu Beginn bat er uns, eine Intention für die Woche zu definieren. Ich dachte an Lee Lozowick, meinen spirituellen Lehrer, und an meinen Wunsch, seiner Philosophie näherzukommen. John sprach davon, jede Yogahaltung als Akt liebevoller Hingabe zu sehen. Er sprach über das Strahlen des Herzens und wie sich unser Körper darum drapiert. Er brachte uns bei, wie wir mit dem Setzen einer Intention unser seelisches Gleichgewicht erschaffen können, und ergänzte seine Ausführungen mit den Grundlagen der körperlichen Ausrichtung. Sein eigentlicher Fokus lag aber auf etwas, das er unser *bhavana* nannte, ein Sanskritbegriff, der sich mit dem Gefühl befasst, das in der Haltung steckt und das auf den Übenden wirkt. Er bat uns, darauf zu achten, was die Haltung vermitteln oder emotional ausdrücken kann.

Vor diesem Workshop hatte ich Yoga meistens bei Lehrern praktiziert, die auf die präzise Ausführung der Asanas fixiert waren. Johns Herangehensweise war eine ganz andere. Er vermittelte den Teilnehmern, wie großartig sie waren, und lobte sie für ihre Anstrengungen. Von Defiziten wurde nicht gesprochen. Ich war schockiert. Mein rationaler Verstand schlug Alarm – John kritisierte Teilnehmer gar nicht, sagte nicht, was sie falsch machten! Für mich war das unvorstellbar, und ich wurde skeptisch. Trotz dieses Misstrauens wurde ich im Laufe des Workshops weicher und emotionaler und sah mich mit starken Stimmungsschwankungen konfrontiert. Da der Lehrer nicht laut wurde, konnte ich überdeutlich erkennen, wie *ich* mich permanent anschrie, und dass *ich* es war, die meine eigenen Bemühungen immer und immer wieder in Frage stellte.

Bei einigen Übungen bekam ich Schmerzen. Ein Jahr zuvor hatte ich mir bei einem anderen Seminar die Schulter verletzt, chronische Gelenkschmerzen waren die Folge. John erklärte uns, die korrekte Ausrichtung sei der Schlüssel zu einer erfolgreichen Yogatherapie und dass man bei jeder Haltung genau ausgerichtet bleiben muss. Als ich diesen Ratschlag konsequent umsetzte, verschwand der Schmerz. Aber um die korrekte Ausrichtung in jeder Haltung zu finden, musste ich mich sehr langsam bewegen und mich bewusst auf meinen Schmerz konzentrieren.

Sich langsam zu bewegen, die Schmerzen bewusst wahrzunehmen und zu beachten, waren neue Erfahrungen für mich. Allein diese Schritte, in Kombination mit Johns Überzeugung, dass jede Haltung ein Akt liebevoller Hingabe und der Körper ein Ausdruck des Göttlichen ist, begannen die Festung, die ich um mein Herz errichtet hatte, ins Wanken zu bringen. Mir wurde klar, dass ich jedes Mal, wenn ich meinen Schmerz ignoriert hatte, im Grunde mich selbst ignoriert hatte. Dass ich mein Leben lang darauf fixiert war, einen Krieg gegen meinen Körper zu führen und mein Wesen zu unterdrücken. Ich hatte nicht nur meinen Körper missbraucht, sondern auch meine Seele vernachlässigt, was mich sehr traurig machte. Ich trauerte um das kleine Mädchen, das ich gewesen war, und um die Frau, die ich geworden war, und um alles, was ich mir durch meine Gier nach Perfektion und die erbarmungslose Härte meinem Körper gegenüber angetan hatte. Ich wusste, dass ich einen neuen Weg finden musste, um Yoga zu praktizieren. Ich wusste, dass ich nicht nach Hause zurückkehren und zur Tagesordnung übergehen konnte. Ich musste etwas ändern.

Eines Abends schlug John vor, zu notieren, was wir mit unserer Praxis ausdrücken wollen. Beim Nachdenken wurde mir bewusst: Wenn ich Yoga weiter wie bisher praktiziere und dabei meinen Schmerz ignoriere sowie Härte und harsche Selbstkritik zulasse, würde ich den gleichen Krieg weiterführen, den ich schon mein ganzes Leben lang führte. Nur wenn ich mir mehr Zeit nehmen, mehr Aufmerksamkeit auf die Ausrichtung legen, meinen Schmerz annehmen und meine Grenzen respektieren würde, hätte ich eine Chance, meinem Körper durch Yoga ein Friedensangebot zu machen.

In Frieden bleiben –
ein fließender Prozess

Nach meiner Rückkehr vom Workshop wurde mir bewusst, was die Wandlung hin zum Frieden bedeutete: Ich musste mehr Spiritualität in mein Leben bringen. Ich wurde offiziell Lee Lozowicks Schülerin und lernte, wie man in einer Beziehung mit einem leibhaftigen Guru lebt. Durch meinen Dialog mit Lee und den anderen Schülern erkannte ich, dass viele Prinzipien des »Hatha-Yoga als Friedensangebot« auch wesentlicher Teil seiner Philosophie waren. Im Zentrum seiner Lehre steht das unbedingte Vertrauen auf das Göttliche durch die völlige Akzeptanz dessen, was ist und wie es ist, hier und jetzt.

◆

Rachels Geschichte

Die Geschichte der Beziehung zu meinem Körper ist ein Weg, oder besser eine Achterbahn, der von Zerstörung und Missbrauch geprägt ist. Jahrelang bestimmten die Erwartungen der Gesellschaft mein Körperbild. Und der Blick in den Spiegel war die wichtigste Beziehung, die ich zu meinem Körper hatte.

Als ich zum ersten Mal mit Hatha-Yoga in Berührung kam, war mein Ziel, mich nicht länger mit anderen zu vergleichen. Wenn ich die Augen schloss, spürte ich meine Einzigartigkeit. Ich entwickelte eine gefühlsbetonte Beziehung zu meinem Körper, und nach und nach verlor die Kluft zwischen meinem Bild im Spiegel und meinem Idealbild im Kopf an Bedeutung. Ich konnte die Augen schließen und mich dennoch wahrnehmen, jetzt brauchte ich keinen Spiegel mehr, um zu erkennen, ob es meinem Körper gutging oder nicht.

Durch Yoga entwickelte ich allmählich ein richtiges Körpergefühl. Ich begann tief in meinen Körper hineinzuspüren, eine Erfahrung, die ich vorher noch nie gemacht hatte. Und heute fühle und lebe ich intensiver, denn ich liebe mich und finde mich schön. Das hat nichts mit meinem Spiegelbild zu tun. Im Gegenteil: Ich habe gelernt, wahre Schönheit zu erkennen. Und das sagt mir nicht mein Verstand, sondern mein Gefühl. Alles hat einen Sinn. Ich fühle mich zentrierter, als ob innen und außen stärker als je zuvor miteinander verbunden wären. Ich spüre, dass ich in etwas verwurzelt bin, das nichts mit Materialismus oder der Einstellung »wer gut aussieht, gewinnt« zu tun hat.

Heute weiß ich nicht nur, wo mein Schienbein ist, ich kann es nun auch bewusst bewegen. Das gilt auch für meine Oberschenkel, die zwar schon immer ein Teil von mir waren, die ich jetzt aber so ausrichten kann, dass sich meine Hüfte öffnet. Und so gelingt es mir, einen Punkt zu erreichen, an dem mein Herz zu singen beginnt, verbunden mit dem Gefühl unendlich großer Freude.

Selbstbeobachtung und die Idee, den Körper als Mittel zur spirituellen Transformation zu nutzen, waren Gedanken, die ich schon aus dem Hatha-Yoga kannte. Doch bei Lee tauchte ich gleichzeitig auch in die tantrische Philosophie ein. Mir wurde bewusst, wie ich meinem Leben aus einer *authentisch* tantrischen Perspektive begegnen konnte. Das hatte nichts mit jener Vorstellung von Tantra zu tun, die man mit Massageölen, gedämpftem Licht und vorgeschriebenen sexuellen

Übungen in Verbindung bringt. Lees Definition des Begriffs Tantra war die Einbeziehung aller Aspekte der Realität: »Tantra meint wortwörtlich Erweiterung und sieht alle Facetten des Lebens als natürlich an, die aber durch spirituelle Praxis verwandelt und zusammengefasst werden.«

Tantra ist die Aufforderung, alle Aspekte des Lebens als Nahrung für *sadhana* anzunehmen, als spirituelle Praxis oder als potenziell nützlich für das Göttliche. Und alle Aspekte des Lebens anzunehmen heißt auch, alle Aspekte seines Selbst anzunehmen.

Als ich mit achtzehn wegen Bulimie in Behandlung war, sagte mir mein Betreuer, dass mich die Probleme mit meinem Körperbild wahrscheinlich den Großteil meines Lebens verfolgen würden. Damals war ich überzeugt, dass er sich mit seiner Einschätzung irrte. Ich dachte, ich könnte eine Therapie machen, meine Probleme bewältigen und die Vergangenheit hinter mir lassen. Ich schämte mich so sehr für mein Verhalten, dass ich meine Essstörung vor allen verbergen wollte, selbst vor mir. Viele Jahre lang war es mir wichtiger, meiner Umwelt den Eindruck zu vermitteln, meine Bulimie überwunden zu haben, als tatsächlich keine Bulimikerin mehr zu *sein*. Da ich mich beharrlich weigerte, meine Probleme ohne Wenn und Aber zu akzeptieren, konnte ich nicht wirklich geheilt werden. Metaphorisch gesprochen, war die Bulimie in der Lage, sich ein immer neues Gesicht zu geben und vor der Welt verborgen in mir weiterzuleben.

Viele Jahre später, als ich selbst als Betreuerin in einem Essstörungszentrum arbeitete, gewährte mir eine meiner Klientinnen Zugang zu ihrer Gedankenwelt. Sie glaubte, Gott würde uns genau vor die Probleme stellen, die für uns am schmerzlichsten sind. Sie war hochgradig heroinabhängig, aber ihre ersten Suchterfahrungen machte sie mit Lebensmitteln. Ich hatte das Gefühl, dass sie sich mehr wegen ihrer Bulimie schämte als wegen all der Dinge, die sie in der Zeit ihrer Heroinsucht getan hatte. Sie wollte ihre Bulimie nicht wahrhaben, doch um sie davon heilen zu können, musste sie einsehen, dass sie diese Krankheit hatte. Ich konnte ihr Dilemma nur zu gut verstehen.

Wie oft hatte ich mich dafür gehasst, Bulimie zu haben. Allein das Wort löste in mir Abscheu und Scham aus. Als die Idee geboren wurde, ein Yogabuch über Körperbild und Selbstachtung zu schreiben, hatte ich nicht im Entferntesten daran gedacht, dabei meine eigene Geschichte mit der Bulimie zu thematisieren. Ich hatte mein ganzes Leben lang versucht, eine perfekte Fassade aufzubauen und allen zu zeigen, dass ich meine Probleme im Griff hatte.

Um den Krieg mit meinem Körper zu beenden, muss alles Ungelöste offengelegt werden. Natürlich ist das auch mit dem Risiko verbunden, für meine Umwelt weniger perfekt zu sein. Nachdem ich sechzehn Jahre lang versucht habe, diese Probleme zu bekämpfen und/oder zu vermeiden, bin ich gespannt, wie der Prozess, mit mir selbst Frieden zu schließen, ausgehen wird.

Besonders in der tantrischen Philosophie erkenne ich meine eigene Wahrheit. Vielleicht sind gerade die Dinge, die ich an mir am meisten gehasst habe, diejenigen, die für andere Menschen wertvolle Erkenntnisse beinhalten.

Kapitel 2

ERWACHEN AUS DEM TRAUM
DER SCHLAFENDEN WELT

Auf einem spirituellen Weg zu sein oder nach seinem eigenen Glauben zu leben bedeutet, dass ein Mensch das eigene Ich an gegebenen Prinzipien und Werten ausrichtet, die sich von den in unserer modernen Gesellschaft herrschenden Normen und Traditionen unterscheiden. Ich behaupte, dass sämtliche Formen von Konsumterror, Gewalt, Umweltverschmutzung, Ausbeutung, zerstörten Beziehungen, psychischen Störungen, Betrug und Korruption Ausdruck der grundlegenden Überzeugung sind, dass wir vom Göttlichen und deshalb auch von unseren Mitmenschen getrennt sind. Die Yogaphilosophie vermittelt uns aber, dass wir nicht getrennt voneinander sind, sondern jeder Einzelne Teil eines großen Ganzen ist, und dass unser Wesen von Grund auf göttlich, rein und unsterblich ist. Wir erkennen die universelle Wahrheit nicht, sondern träumen nur von einer ichbezogenen Phantasie, die wir für die Realität halten. Obwohl wir durch ein Leben wandern, das für uns die Realität darstellt, ein Leben, in dem wir wach sind, unsere Umgebung beobachten und handeln, liegen wir, was das Bewusstsein betrifft, tatsächlich in tiefem Schlaf und träumen. Wir bewohnen eine Schlafende Welt.

Die Schlafende Welt funktioniert nach den Regeln des Wettbewerbs, der Urteile, der Über- und Unterordnung und der Trennung. Was Körperbild und Selbstwert betrifft, zwingt uns die Schlafende Welt Ideale auf, die für den menschlichen Körper nicht nur unrealistisch, sondern manchmal sogar schädlich sind, Ideale, die auf fehlendem Respekt für unser Selbst und die uns innewohnende Göttlichkeit gründen. Die Diät-, Fitness-, Mode-, Kosmetik-, Unterhaltungs- und selbst die Yogaindustrie bombardieren uns tagtäglich mit Bildern, die ein Schönheitsideal definieren, das unrealistisch ist. Und sie räumen dem Streben nach dieser Vorstellung einen unangemessen hohen Stellenwert ein. Für das Erreichen eines bedeutungsleeren Ziels wird ein Übermaß an Zeit, Geld und emotionaler, mentaler und spiritueller Energie verschwendet. Die Schlafende Welt ist wie eine gewaltige Maschine, die dazu dient, Mythen wie Trennung, Angst und Wertlosigkeit zu bestärken, und uns gleichzeitig in dem Glauben zu lassen, dass die Jagd nach diesen inhaltsleeren Werten uns von dem tief in uns verankerten Leiden heilt. Diese Maschine sagt uns, dass das Leid, das wir spüren, von unserem Aussehen, unserem finanziellen Status und unserer psychologischen Verfassung abhängt.

Die Schlafende Welt versteckt die eigentliche Ursache unseres Leidens vor uns: den Irrtum, vom Göttlichen getrennt zu sein. Durch diesen Irrglauben und die Aufmerksamkeit, die wir Versprechungen auf »Heilung« schenken, tatsächlich aber unser Leiden nur verlängern, bleiben wir für immer in dem Kreislauf von Illusion und Suche gefangen. Ich zum Beispiel wollte immer abnehmen, weil ich dachte, dadurch attraktiver zu sein. Das Streben danach war aber weniger durch das Schönheitsideal als vielmehr durch meine Unsicherheit motiviert und führte zwangsläufig dazu, dass ich mich in einem permanenten Krieg mit meinem Körper befand. Meine Aufmerksamkeit war so darauf fixiert, dass ich gar nicht darüber nachgedacht habe, warum ich unbedingt attraktiver werden musste. Durch diesen inneren Zwang war ich von jeder potenziellen spirituellen Realität abgeschnitten, ebenso von tiefergehenden Nachfragen über die Natur der Realität oder meiner eigenen psychischen Situation.

Der Schmerz und die Sehnsucht nach Verbindung wohnen dem schlafenden Zustand inne. Die Sehnsucht ist häufig ganz zart und wird von dem ohrenbetäubend lauten Grollen der Schlafenden Welt derart übertönt, dass wir vergessen, dass eine weit größere Möglichkeit zu einem bewussten Leben auf uns wartet. Innerhalb der spirituellen Gemeinschaft, der ich angehöre, sprechen wir oft von *sadhana* als einer »Arbeit an sich selbst« oder einfach von »der Arbeit«, ein Ausdruck, den der russische spirituelle Lehrer und Mystiker G. I. Gurdijeff prägte, der die Lehre des »Vierten Weges« für ein spirituelles Leben entwickelt hat. Hinter dem Vierten Weg verbirgt sich die Synthese und Weiterentwicklung der drei traditionellen Wege zur Evolution des Denkens (Yogi), des Fühlens (Mönch) und des Körpers (Fakir). Gurdijeff verwendet den Begriff »Arbeit«, wenn er sich auf den Prozess bezieht, in dem wir bewusst in Resonanz mit dem Göttlichen oder dem Absoluten kommen. Mit der Arbeit beginnen heißt, die Mythen der Schlafenden Welt aufzudecken und zu lernen, auf die leise Stimme zu hören, die uns auffordert, nach Wahrheit zu streben. Die Arbeit beinhaltet auch, unseren Fokus über den beschränkten Horizont unseres Egos hinaus zu erweitern und die spirituelle Seite des Lebens zu entdecken. Tantrische Arbeit hat mit der bewussten Beschäftigung mit den eigenen Träumen zu tun, mit der richtigen Orientierung, damit man aus der Benommenheit des Schlafes erwacht. Viele Traditionen sprechen von »in der Welt, aber nicht von der Welt sein«. Lee Lozowick lehrt uns daher, die Welt aus der Perspektive der Arbeit zu sehen und nicht die Arbeit aus der Perspektive der Welt.

Diese Aufgabe ist keine leichte, da wir darauf konditioniert

sind, zu funktionieren, wie kleine Räder, die Teile einer großen Maschine sind. Aus der Schlafenden Welt zu erwachen
bringt mit sich, dass wir unsere Maschinenhaftigkeit beleuch-
ten und damit beginnen, uns auf eine neue Art und Weise mit
der Welt, den anderen und uns selbst zu verbinden. Diese Erkenntnis kann eine demütigende, schockierende, ja vernich-
tende Erfahrung sein: Zu begreifen, dass wir selbst in einer
Kultur, die auf Individualität und unabhängigem Denken
fußt, äußeren Zwängen ausgeliefert sind. Unsere Glaubenssätze, unsere Haltung und selbst unsere Vorlieben werden vor
allem durch unsere Konditionierung von der Schlafenden
Welt bestimmt. Daran gibt es keinen Zweifel.

> Lee Lozowick: Unsere Generation ist mit Normen auf-
> gewachsen, die von Medien gesetzt wurden. Unser ge-
> samtes Wertesystem ist nicht echt. Wir hatten keine
> Möglichkeit, erwachsen zu werden und unsere eigenen
> Wege zu entwickeln, mit der Welt in Kontakt zu treten.
> Der Mensch ist ohnehin ein mechanisches Wesen, aber
> die Funktion der Maschine wurde »designed«. Wir sind
> die Produkte einer korrupten Kultur, einer Kultur ohne
> wahrhaftige Spiritualität. Selbst unter Menschen, die aus
> alten Kulturen stammen, sterben die Reste des traditio-
> nellen Lebens langsam aus. In diesem Land gibt es keine
> wirkliche spirituelle Kultur.

Die korrupte Kultur, der Mangel an spirituellem Leben und
die Werbeindustrie, all diese Auswüchse der Schlafenden
Welt, haben den Krieg zwischen dem Körper und dem eigenen Ich erst ausgelöst. Dieses lässt viele von uns an einem
Wettbewerb teilnehmen, den wir unmöglich gewinnen können. Wir nennen es Gesundheit, Fitness und Schönheit.

Unsere Vorstellung von Schönheit entwickelte sich ganz allmählich, bis schließlich andere Menschen bestimmt haben, was als Idealbild des menschlichen Körpers zu gelten hat. Marilyn Monroe, eines der ersten amerikanischen Sexsymbole, würde nach heutigem Maßstab wahrscheinlich als rundlich gelten oder zumindest nicht dem heutigen Standard für Hollywood-Schauspielerinnen entsprechen. Sie hatte Kleidergröße 38/40 und war damit der westlichen Durchschnittsfrau deutlich näher als die 32/34 der heutigen Vorzeigefrauen. Derzeit wiegt ein Modell etwa 25 % weniger als die Durchschnittsfrau. Laut dem Mikrozensus von 2009 ist eine deutsche Frau durchschnittlich 1,69 m groß und wiegt 68 Kilo. Bei Models liegt die durchschnittliche Körpergröße bei 1,73 m und das Gewicht bei 53 Kilo.

Und die Situation wird nicht besser. Die meisten Models werden immer dünner. 1985 war die durchschnittliche Kleidergröße 36, heute liegt sie bei 32.

Ein Forschungsteam der Emory Universität hat Folgendes herausgefunden:

Der Begriff Körperbild wurde erfunden, um die Zufriedenheit oder die Unzufriedenheit eines Menschen mit seinem Körper zu beschreiben. Für die meisten von uns reflektiert unser Körperbild die Realität: Ob wir an Gewicht zu- oder abnehmen, durch Training definierte Muskeln bekommen oder Hüftgold ansetzen – uns ist das meistens bewusst. Unser Körperbild ist oft die Reflexion unserer Morphologie.

Aber es gibt Menschen, deren Körperbild völlig irreal ist, die ihre Figur und ihr Aussehen verzerrt wahrnehmen. Dabei handelt es sich meist um Frauen. Obwohl wir dazu neigen, diese unrealistische Körperwahrnehmung mit Krankheiten wie Anorexie (Magersucht) oder Bulimie (Ess-Brech-Sucht) in Verbindung zu bringen, beweist die Forschung, dass auch »normale« Frauen die gleichen Probleme mit ihrem Körperbild haben. *Mit anderen Worten: Auch Frauen, die keine belegte Essstörung haben, denen es also objektiv gutgehen müsste, schauen in den Spiegel und nehmen sich als fett und hässlich wahr.*

Diät und Gewicht: ein Familienthema

Das Ausmaß an Körperfixierung in der Schlafenden Welt ist erschreckend, und die Konsequenzen werden immer dramatischer. Die Schönheitschirurgie ist im Vormarsch, die Schlankheitsindustrie boomt, jeder achte Deutsche hat im vergangenen Jahr eine Diät gemacht. In den USA werden jährlich 50 Milliarden Dollar für Diät- und diätähnliche Produkte ausgegeben. Die Faszination für Diäten und Gewichtsverlust sowie das Streben nach einem idealen Körper haben sogar unsere Kinder erreicht. Eine kürzlich in den USA durchgeführte Studie besagt, dass 42 % der Mädchen in der Grundschule dünner sein wollen und 81 % der Zehnjährigen Angst haben, zu dick zu sein. In einer anderen Studie gaben über 75 % der Viertklässlerinnen an, sie seien gerade auf Diät. Eine dritte Studie kam zu dem Ergebnis, dass 46 % der neun- bis elfjährigen Mädchen »manchmal« bis »häufig« auf Diät sind, 51 % der neun- und zehnjährigen Mädchen *fühlen sich besser, wenn sie auf Diät sind.* In Deutschland sind es 12 % aller Jugendlichen unter zwanzig, die Diät halten.

Es ist kein Wunder, dass unsere Kinder diese Wertmaßstäbe und Verhaltensweisen verinnerlichen, denn 82 % der Eltern dieser Kinder sind selbst »manchmal« oder »häufig« auf Diät. 91 % der Frauen, die kürzlich auf einem amerikanischen College-Campus befragt wurden, versuchen ab und zu ihr Gewicht durch gezielte Diäten stabil zu halten, 22 % halten »oft« oder »immer« Diät. Dazu kommt, dass auch immer mehr Männer unter einem verzerrten Körperbild und Essstörungen leiden, ja selbst afroamerikanische Frauen, die lange Zeit überhaupt nicht von diesen Phänomenen betroffen waren. Manche Forscher meinen, dass bis zu 85 % der amerikanischen Bevölkerung unter einem negativen Körperbild leiden. Die Leitbilder der Schlafenden Welt und die normierten Körperstandards sind allgegenwärtig und gnadenlos in ihrer Fähigkeit, uns an ihre Gültigkeit glauben zu lassen.

Zahlreiche Theorien in der Psychologie der Persönlichkeitsbildung unterstreichen die Rolle der Familie auf diesem Gebiet. Ich selbst habe festgestellt, dass es eine Verbindung gibt zwischen meiner Erziehung, meiner Bulimie und der Art und Weise, wie ich meinen Körper jahrelang behandelt habe. Ich denke, dass die Persönlichkeitspsychologie in diesem Zusammenhang sehr wichtig und ein elementarer Bestandteil beim Entwirren unserer Konditionierung ist. Mit psychologischer Hilfe können wir unser Verhalten besser verstehen. Über das Thema Körpergewicht, Familiendynamik und die Heilung von Essstörungen und anderen Suchterkrankungen wurden bereits viele qualifizierte Bücher geschrieben. Doch nur wenige setzen die Dynamik in der Familie in Kontext mit dem Einfluss der Schlafenden Welt. Die Haltung und das Verhalten unserer Eltern sind die Produkte der Haltung und des Verhaltens ihrer eigenen Eltern. Jede Generation lebt mit ihrer spezifischen kulturellen Konditionierung, und jede Kultur hält an der vermeintlichen Trennung zwischen dem eigenen Ich und dem Göttlichen fest. Das Drehbuch kann sich mit der Zeit leicht verändern, aber die eigentliche Ursache unseres Leidens gründet tiefer als in Kultur und Familie, obwohl diese beiden Faktoren in der Tat eine bedeutende Rolle im Krieg mit unserem Körper spielen.

Den Krieg beenden

Der erste Schritt, um den Krieg mit dem Körper zu beenden, besteht darin, zu analysieren, ob und inwieweit wir mit den von der Schlafenden Welt definierten Regeln des idealen Körperbilds verwoben sind. Warum wollen wir diese zwei oder sieben Kilo abnehmen? Warum finden wir unsere Hüften zu breit oder zu schmal? Sind zehn Kilo Körpergewicht mehr oder weniger, unsere Cellulitis, die Größe unserer Brüste oder die Form unserer Nase wirklich wichtig für unser Wohlbefinden oder unsere Fähigkeit, für andere da zu sein? Hat unser Wunsch, anders auszusehen, mit Eitelkeit und der Sehnsucht nach Anerkennung in der Schlafenden Welt zu tun oder nicht? Geht die Programmierung unserer Psyche so weit, dass wir uns so wenig liebenswert fühlen, dass wir unser äußeres Erscheinungsbild benutzen, uns für die Liebe »aufzuwerten«, die Liebe, die wir so sehr vermissen? Wir können uns unseren existenziellen Ängsten stellen und der Ursache nachspüren, warum uns die Angst dazu bringt, unser Aussehen überkritisch zu kontrollieren. Wir können uns dieser Situation und den unzähligen Schlachten stellen, die wir gegen unseren Körper geführt haben, um unser Selbstwertgefühl zu stärken und uns von eigenen Zwängen abzulenken.

Natürlich kann starkes Übergewicht vielfältige Konsequenzen für die Gesundheit haben. Ich plädiere für ein Gewicht, mit dem sich der Mensch wohl fühlt und das für ihn gesund ist. Aber von der physischen Perfektion besessen zu sein, die noch dazu auf einem unrealistischen Idealbild des Körpers basiert und zu Missbrauch und Gewalt gegen sich selbst führt, kann weder gesund sein noch zu unserem Wohlbefinden beitragen. Meines Erachtens sollten wir zumindest unsere Motive hinterfragen und uns an einem Ideal ausrichten, das real ist.

Als ich mich Lees Philosophie näherte, musste ich mich mit meiner Eitelkeit und meiner Abhängigkeit vom idealen Körperbild der Schlafenden Welt auseinandersetzen. Mir war das Gerücht zu Ohren gekommen, dass er viele Frauen für zu dünn halten und ihnen vorschlagen würde, an Gewicht zuzunehmen. Darüber hinaus fiel mir auf, dass im Kreise seiner Schüler viele Frauen waren, deren Körper runder und weicher waren, als ich es für akzeptabel hielt. Fast ein ganzes Jahr lang hatte ich Angst davor, dass mich Lee dazu animieren würde, zuzunehmen. Diese Angst war einer der Gründe, warum ich seinen Denkanstößen anfangs eher reserviert gegenüberstand. Der Widerstreit zwischen seiner Philosophie und meinem Idealbild wurde mir immer deutlicher bewusst. Ich erkannte die Leere meines Lebens, das dem Streben nach einem perfekten Körper gewidmet war. Die Zeit, die Energie, die Besessenheit und das Übermaß an Eitelkeit. Noch immer schmeichelten mir die Aufmerksamkeit und die Komplimente, die ich für meinen schlanken Körper und mein sportliches Aussehen bekam. Aber es gab auch meine Sehnsucht nach einer höheren Macht, nach einem spirituellen Lehrer und einer Gruppe gleichgesinnter Frauen, die weicher, runder, fruchtbarer und weiblicher aussehen.

Diese elementaren Widersprüche waren mir bewusst und

machten mir Angst, was bei meiner Vergangenheit auch kein Wunder war. Ich hatte mehr als mein halbes Leben zwanghaft danach gestrebt, um jeden Preis dünn zu sein, um dem Schönheitsideal der Schlafenden Welt zu entsprechen und mir und der Welt zu beweisen, dass ich liebenswert bin. Allerdings wuchs mein Wunsch, nach Lees Prinzipien zu leben, mehr und mehr. Die Liebe und Fürsorge, die er mir entgegenbrachte, hatten keinen Bezug zu meiner körperlichen Erscheinung, meiner Konditionierung und meiner Selbstwahrnehmung. Mit dieser Erkenntnis verlor die Befürchtung, an Gewicht zuzunehmen, an Bedeutung. Ich konnte die wirklich wichtigen Dinge immer besser wahrnehmen und fühlen. Eine Realität, die nichts mit meinem Gewicht und der Form meines Körpers zu tun hatte.

Mein Lehrer hat mir keineswegs empfohlen, mich ungesund zu ernähren, unmotiviert zu essen oder mich zum Essen zu zwingen. Frauen, die von Natur aus schlank und rank sind, kritisiert er ebenfalls nicht. Ganz im Gegenteil, er befürwortet einen natürlichen Umgang mit dem Körper und dem Essen, eine Beziehung im Gleichklang mit dem Göttlichen. Durch diese naturgegebene Harmonie entspannt sich das Verhältnis von Nahrung und Körperbild. Das Idealgewicht hat lediglich eine gesundheitsfördernde Funktion. Wenn jemand unter- oder übergewichtig ist, muss sich der Körper der für ihn belastenden Situation anpassen. Sobald das Ego ein gewisses Körperbild für sich fixiert hat, egal, ob weich und rund oder schlank und muskulös, wird für das Erreichen dieses Ideals Energie verschwendet. Dieser Aufwand stört das Zusammenspiel zwischen Körper und Geist, was wiederum unterschiedliche negative Folgen haben kann, wie zwanghaftes Grübeln, überzogene Selbstkritik, Kalorien zählen, krankhaftes Essverhalten und exzessiv betriebener Sport.

Welche Intentionen und Verhaltensweisen er in Bezug auf diese Dynamik an den Tag legt, muss jeder für sich herausfinden, indem er sich schonungslos selbst beobachtet.

Erst wenn der Krieg mit unserem Körper und unserem Selbst unerträglich wird, sind wir bereit, einen anderen Weg einzuschlagen und unsere Lebensphilosophie so lange zu überprüfen, bis wir unserem Schmerz und unserem erschöpfenden Kampf gegen den eigenen Körper ehrlich begegnen können. Schmerz ist eine äußerst starke Motivation. Er verlangt nach unserer Aufmerksamkeit und teilt uns mit, dass das, was wir tun, vielleicht nicht mehr länger funktioniert. Wenn etwas schmerzt, sind wir meist willens, etwas zu verändern.

Jeannines Geschichte

Eine meiner afroamerikanischen Schülerinnen namens Jeannine erzählte mir, dass die Hautfarbe noch eine weitere Herausforderung an ihre Beziehung zu ihrem Körper stellt. Anfangs war Jeannine ins Yoga gegangen, um »spirituelle Kanäle zu öffnen«, aber im Laufe der Zeit wurde ihr klar, dass ihr spirituelles Leben und ihre Körperform eins zu werden begannen.

Der Weg zu einer guten Beziehung mit meinem Körper war steinig. Wie den meisten Frauen (vermute ich) ist es auch mir schwergefallen, meinen Körper zu akzeptieren und zu mögen. Als Kind liebte ich meinen Körper, und es ging mir gut mit ihm. Als ich älter wurde, begann ich ihn zu hassen. Das lag an vielen verschiedenen Faktoren. Zuerst einmal an der Hautfarbe. Als

Kind lebte ich in einer von Weißen dominierten Umgebung. Die weißen Mädchen empfand ich als viel hübscher als mich. Außerhalb meiner Familie sagte niemand »Black is beautiful«. Diese Entfremdung war ein Teil meiner Trauer, dazu kamen Probleme in der Familie. Ich fand meinen Körper nicht mehr schön und nahm in der Pubertät stark an Gewicht zu. Außerdem entwickelte ich mich schneller als die anderen Mädchen und bekam große Brüste. Es fiel mir immer schwerer, meinen Körper zu akzeptieren. Über Jahre litt ich an Bulimie.

Es ist traurig, aber ich denke, die größten Probleme macht mir das Vergleichen mit Idealbildern. Ich weiß, dass ich nie wie ein Model aussehen werde, und das will ich auch gar nicht. Aber dieses Bild ist überall. Unsere Gesellschaft vermittelt uns, dass zwar auch du einzigartig und schön sein kannst, die schönsten Frauen aber immer die Modeltypen sind. Yoga hilft damit fertig zu werden, denn alle in der Gruppe haben einen unterschiedlichen Körper und alle sind gleichermaßen liebenswert, ein Standpunkt, den ich sehr schätze. Doch selbst hier spielt das Thema Idealfigur eine Rolle. Die Frauen mit Idealfigur sehen in den Haltungen immer am besten aus. Ich weiß, dass das im Grunde so nicht stimmt, kann mich gegen den Gedanken aber nicht wehren.

Die Philosophie des Yoga (und meine spirituelle Praxis) hat das Ziel, dass ich mich von meiner starren Bindung an mein Körperbild löse und meinen Körper wertzuschätzen lerne, denn er ist der Tempel, in dem meine Seele wohnt. Diesen wunderbaren Ort hüte ich, versuche aber, nicht zu sehr von ihm abhängig zu sein oder ihn zu stark zu kontrollieren. Zu wissen, dass in meinem Körper so viel Energie steckt, die er auch nach außen abgeben und dabei so viel Freude empfinden kann, gibt mir Kraft.

●━◆━●

Als ich mit anderen über mein Buchprojekt sprach, kristallisierte sich Folgendes heraus: Je ehrlicher jemand mit den Herausforderungen des Alltags umgeht, desto größer ist der Wille, sich mit der Konditionierung auseinanderzusetzen, die seine Wahrnehmung bestimmt hat. Meine Freundin und Schülerin Deborah meinte, dass man, um geheilt werden zu können, durch die Hölle gehen müsse. Diese These hörte ich während meiner Recherche immer wieder. Im Zwölf-Schritte-Programm heißt das »den Tiefpunkt erreichen«. Wenn wir den Tiefpunkt erreicht haben, sind wir bereit, etwas zu verändern und etwas Neues auszuprobieren. Erst dann bitten wir um Hilfe. Wenn wir alle uns bekannten Möglichkeiten ausgeschöpft haben, lassen wir los und öffnen uns für das Unbekannte, für den Atem des Lebens, den nur das Göttliche uns geben kann. Viele Menschen glauben, dass Diäten, Schönheitschirurgie, exzessiver Sport und zwanghafte Selbstdisziplin helfen, ein Gefühl von Unverwundbarkeit zu entwickeln. Dieses Gefühl wird sie ihr ganzes Leben lang begleiten und von der Wahrheit ablenken. Diese Menschen werden für immer in der Schlafenden Welt verhaftet bleiben, gefangen im hypnotisierenden Netz der Eitelkeit und im endlosen Streben nach etwas, das sie nicht erreichen können. Wer allerdings völlig verzweifelt ist, alle Hoffnung aufgegeben hat und dadurch die Chance bekommt, mit dem Göttlichen in Beziehung zu treten, gehört zu den Glücklichen. Wenn sich die Botschaft der Schlafenden Welt als Lüge herausstellt, ist die einzige Option, die dann noch bleibt, ein spirituelles Leben.

Lee Lozowick spricht oft davon, der Eitelkeit nicht die Bedeutung einzuräumen, die sie in der Schlafenden Welt hat. Eitelkeit ist der Versuch, uns vor unserem Gefühl der Wertlosigkeit davonzustehlen und unsere Aufmerksamkeit auf Aussehen, Besitz und andere materielle Aspekte zu richten. Eitelkeit hängt sich wie eine Klette an unsere Gefühle der Verlorenheit und der Zerrissenheit. Gefühle, die in Wahrheit nichts als Phantome sind. Wenn aber die Eitelkeit aus einem Mythos gespeist wird, warum nutzen wir dann unsere kostbare Lebensenergie nicht für spirituelles Wachstum und Dienst am Nächsten, anstatt uns die Fingernägel zu maniküren? Denken wir darüber nach: Wenn wir wirklich verinnerlicht haben, dass das Göttliche uns ohne Wenn und Aber liebt, ist allein die Idee eines »Bad-Hair-Day« nicht schon absurd? Wären dann Designerklamotten, Teint, Brustgröße, Cellulitis oder die Frage »Wie viel Gramm Fett kann ich am Tag essen?« noch wichtig?

Was meinen Körper betrifft, übe ich mich darin, für die Gnade des Göttlichen offen zu sein. Ich weiß, dass ich mit einer sanften Diät, Hatha-Yoga und der Intention, mit meinem Körper Frieden zu schließen, nach einer angemessenen Zeit mein natürliches Gewicht erreichen werde. Heute weiß ich, dass meine Sehnsucht nach dem Göttlichen größer und stärker ist als meine Sehnsucht nach Gewichtsabnahme oder einer kleineren Kleidergröße. Durch Lee habe ich gelernt, dass die Vorstellung des idealen Körpers verschwinden muss. Aus spiritueller Sicht reicht das Ersetzen des negativen Körperbildes durch ein positives nicht aus, um den Krieg zu beenden. Die tantrische Praxis verlangt, dass wir eine Beziehung zur Realität haben und nicht bloß zum Abbild einer Realität werden. Die Tatsache, dass man sich ein Bild macht, ist Teil des Problems, denn es bindet uns an die Ideale und die Erwartungen der Schlafenden Welt, fokussiert uns auf die äußere Hülle der Dinge anstatt auf das, was ist, und auf den Willen des Göttlichen. Die Fokussierung auf ein Bild aufzugeben, sei es positiv oder negativ, bringt uns zu einer Yogapraxis, die von innen nach außen wirkt. Eine Praxis des Friedens.

Frieden mit dem Körper zu schließen, Yoga von innen nach außen zu praktizieren, hat das Ziel, den Krieg mit dem eigenen Körper abzumildern und schließlich zu beenden, und zwar durch die Gnade des Göttlichen. Die Yogaschriften und die Yogameister beschreiben, dass dieses Wunder geschehen kann. »Durch Yoga wird die Unreinheit des Körpers und des Geistes vernichtet, und das Licht des Wissens und der Weisheit beginnt zu leuchten.« Sobald wir uns eine Intention gesetzt haben, können wir Yoga dazu nutzen, die jeweilige Situation, in der wir uns gerade befinden, zu erdulden oder gar zu genießen. Dauerhaftes, regelmäßiges und demütiges Üben hilft uns, eine Brücke über die scheinbar unüberwindliche Kluft zwischen unseren hohen Zielen und unseren menschlichen Schwächen zu schlagen. Obwohl wir es eigentlich besser wissen sollten, ist es durchaus möglich, dass wir uns immer noch im festen Griff der Eitelkeit befinden, sowohl in unseren Gedanken als auch in unserem Verhalten.

Frieden mit dem eigenen Körper zu schließen ist ein Prozess. Yoga von innen nach außen zu üben, gelingt nur durch Disziplin, Anstrengung und Geduld. Schritt für Schritt gewinnen wir Klarheit darüber, was uns motiviert und uns wirklich wichtig ist. Erst dadurch werden wir frei. Dieser Prozess schließt ein, dass wir unsere Aufmerksamkeit völlig vom Krieg mit unserem Körper lösen und somit in jeder Situation erkennen können, was gewünscht und nötig ist. Mit dieser Einsicht können wir den Menschen in unserer Umgebung dienen und unsere Verbindung mit dem Göttlichen vertiefen. Wenn wir uns aber im Krieg mit dem eigenen Körper aufzehren, können wir unsere Umgebung nicht wirklich wahrnehmen und unterstützen. Durch selbstlose Nächstenliebe erleben wir zumindest eine Art Waffenruhe im Krieg gegen uns selbst. Meine Schülerin Mimi beschreibt das wie folgt:

Das Körperbild ist ein Phänomen unserer Gesellschaft, Gleiches gilt für die Programmierung und Konditionierung, denen wir ausgesetzt sind, ganz zu schweigen von der unbewussten Vorgabe, die wir aus unseren Familien übernommen haben. Das ist das Problem. Um diese unreflektierten Annahmen zu entschlüsseln und nicht überzubewerten, wenn sie als Fakten in unser Bewusstsein dringen, bedarf es ganz besonderer Anstrengungen. Wenn eine Frau sich schön fühlt, sieht sie auch schön aus. Manchmal braucht man ein unkonventionelles und kritisches Auge, um das zu bemerken. Wenn eine Frau von Natur aus attraktiv ist, sich aber unsicher fühlt oder psychisch labil ist, kann keine noch so große Aufmerksamkeit von außen sie vom Gegenteil überzeugen. Sich schön zu fühlen ist ein Ausdruck psychischer Gesundheit, von Würde und Eleganz. Wenn jemand genau weiß, wer er ist, dann strahlt er Attraktivität aus. Er zeigt eine Kraft und eine Präsenz, die von innen nach außen wirken und sich meist durch Großmut äußern. Heitere Gelassenheit dringt für alle sichtbar durch jede Pore seines Körpers.
Wenn ich glücklich und zufrieden bin und meine Gedanken ordne, dann wird der Begriff Körperbild zur Farce, zur reinen Zeitverschwendung. Entscheidend ist, die Fixierung auf das Körperbild ein für allemal aufzugeben und andere Werte an seine Stelle treten zu lassen. Ich glaube, dass das verbissene Festhalten an diesem Ide-

al ein Phänomen der westlichen Welt ist, das zwangsläufig dann verschwindet, wenn echtes Leiden ins Zentrum unserer Aufmerksamkeit rückt.

Ich habe miterlebt, wie ein Freund an Krebs gestorben ist. Das hat meine Perspektive zurechtgerückt. Dieses Erlebnis hat mir geholfen, den wirklich wichtigen Dingen des Lebens die höchste Priorität einzuräumen, nämlich Nächstenliebe und Demut. Mit echtem Leiden konfrontiert, können wir erkennen, wie lächerlich unsere Beschäftigung mit dem Körper ist. Wenn ein Kind in Not ist, welche Rolle spielt dann noch die Form deines Hinterns?

Unser Körper und die Beziehung zu unserem Körper können entweder der Schlafenden Welt oder dem Göttlichen dienen. Wenn wir das Verhalten, das uns weiter Krieg gegen unseren Körper führen lässt, nicht hinterfragen, bestärken wir die Illusion der Schlafenden Welt und das Anhaften an persönlichem und kollektivem Leid. Wenn Hatha-Yoga aber ein Teil des Friedensangebots an unsere Körper ist, dann wird unsere Yogamatte ein heiliger Ort. Die Zeit, in der wir unsere Asanas üben, bekommt eine tiefere Bedeutung, eine Wertigkeit, die die Yoga- und die Fitnessindustrie uns niemals bieten können. Indem wir zulassen, dass Frieden die Beziehung zu unserem Körper bestimmt, und wir lernen, von innen nach außen zu leben, öffnen wir uns dem Göttlichen. Durch bewusstes Dienen werden wir zu fruchtbarem Boden, in dem die Samen des Göttlichen keimen und wachsen können, zu Früchten spiritueller Kultur, für ein erfülltes spirituelles Leben.

Kapitel 3

DER KÖRPERWEG
(KAYA SADHANA)

Beim Tantra und/oder beim Hatha-Yoga sind wir in *kaya sadhana* eingebunden, dem Weg, bei dem der Körper ganz bewusst in die Übungspraxis mit einbezogen wird. Lee Lozowick beschreibt die Essenz von Kaya Sadhana folgendermaßen:

Hier liegt das Mystische, das wirklich Wunderbare, und zwar nur hier. Der Weg beginnt schon jetzt und nicht erst, wenn wir den Körper, den wir fälschlicherweise für ein Hindernis halten, aus dem Weg geräumt haben. Viele Menschen verstehen nicht, wie wortwörtlich diese Beschreibung zu verstehen ist. Wir haben die illusorische Vorstellung, dass wir den Körper ausschalten müssen, damit die »wirkliche« Arbeit beginnen kann, weil wir dann von Gefühlschaos und physischen Bedürfnissen nicht mehr behindert werden. Aber genau diese Vorstellung ist es, die uns im Weg steht. Wir gehen den richtigen Weg, wenn wir dem spirituellen Pfad folgen, Sadhana praktizieren, dem Erwachen und der *Arbeit* Raum geben. Und all das können wir durch den Körper in all seiner Strahlkraft erfahren, in der Verschmelzung von Körper, Geist und Seele und dem Weg dorthin. Und den Körper als ein Geschenk des Göttlichen zu erkennen ist die beste – ja die einzige – Gelegenheit, auf dem Weg der Göttlichen Entwicklung voranzukommen. Der Körper, so wie er ist, mit all seinen Funktionen und Elementen, physisch, chemisch, dynamisch und spirituell, als die Gesamtheit unseres Ichs. Der Körper ist nicht *das Hindernis*, sondern der direkte *Weg* hin zum Herzen und zur göttlichen Seele.

●◆●

Cheryls Geschichte

Egal, wie ich aussah, ich fühlte mich immer fett. Ich war immer unglücklich. Wenn ich meinen Körper betrachtete, war er nie gut genug. Ich hasste ihn, immer schon.

Selbst heute noch schaue ich im Yogastudio nicht in den Spiegel. Das schaffe ich nicht. Ich bleibe im Hintergrund und bin dankbar, wenn sich die anderen vor mir aufstellen und die Sicht auf den Spiegel verdecken. Mich vor den Spiegel zu stellen wird mein nächster Schritt sein.

Ich habe schon einen langen Weg hinter mir, um überhaupt in der Lage zu sein, einen solchen Ort aufzusuchen und eine Gymnastikhose und ein enges T-Shirt zu tragen, die ein wenig mehr von meinem Körper zeigen. Das ist schon ein Fortschritt, und deshalb weiß ich, dass auch der Blick in den Spiegel kommen wird, auch wenn der Gedanke mir Angst macht. Ich komme der Selbstakzeptanz und der Dankbarkeit immer näher. Obwohl ich eine vollschlanke Figur habe, kann ich den Kopfstand, den Handstand und Rückbeugen üben, Haltungen, die ich nie für möglich gehalten hätte! Wenn ich Yogamagazine durchblätterte oder Yogakalender betrachtete, sah ich darin niemanden mit meiner Figur. Deshalb nahm ich an, dass ich kein Yoga machen könne. Aber das hat sich geändert.

Um Yoga zu üben, musst du in deinem Körper sein. Ich kann zum Beispiel joggen und meinen Körper überhaupt nicht wahrnehmen, ähnlich ist es im Fitnessstudio. Aber beim Yoga ist das anders. Ich bin sicher, dass es auch hier Menschen gibt, die Möglichkeiten finden, außerhalb ihres Körpers zu bleiben. Aber wenn man Yoga ernsthaft betreibt, muss man irgendwann in sich gehen, denn Yoga ist ein spiritueller Weg. Wenn man seinen Körper weit genug öffnet, dann schlägt das Herz schneller und der Geist wird wacher. Wenn man lange genug übt, ist diese Entwicklung unverkennbar.

Yoga lässt die Beziehung zum eigenen Körper intensiver werden. Aber das ist nicht alles. Meine wichtigste Erkenntnis war, dass ich nicht nur mein Körper bin und dass Yoga üben etwas Spirituelles ist. Ich begann meinen Körper nicht mehr nur als physisches Element zu sehen, sondern als kunstvolles Gebilde. Sobald ich diesen Gedanken verinnerlicht hatte, bekam ich ein Gefühl, das sich vielleicht so beschreiben lässt: »Das ist meine Hülle, doch darin steckt noch so viel mehr. Mein Körper ist so viel mehr als nur eine Hülle.«

Durch diese befreiende Erkenntnis, die ich irgendwann auch spüren konnte, war mein Aussehen nicht mehr wichtig.

Kaya Sadhana meint, uns wurde ein Körper gegeben, um ihn für unser spirituelles Wachstum zu nutzen. Über viele Jahre hinweg haben uns spirituelle Lehrer daran erinnert, dass wir keine menschlichen Wesen mit einer spirituellen Erfahrung sind, sondern spirituelle Wesen mit einer menschlichen Erfahrung. Viele klassische Yogaschriften bezeichnen den Körper als etwas, das wir überwinden und hinter uns lassen müssen. Tantrisches Yoga lehrt, den Körper für den Verwandlungsprozess einzusetzen. Der Körper ist unser Werkzeug. Der bekannte Yogalehrer Doug Keller erklärt, dass es beim Lehren darauf ankommt, auch zu vermitteln, dass das Körperliche der Eingang zum Spirituellen ist. Unsere Lektion in diesem Leben ist, dass wir uns mit dem Göttlichen verbinden, und zwar durch seine Schöpfung. Der einzige Weg, die Schöpfung zu erleben, ist im und durch den eigenen Körper.

Ich befragte John Friend, wie Hatha-Yoga als Kaya Sadhana uns helfen kann, die Verbindung mit dem Ich über den Körper zu vertiefen. Hier seine Antwort:

Das Selbst als universeller Geist ist einzigartig. Das gilt auch für den Körper. Durch den Körper verbinden wir uns mit dem großen Ganzen und erkennen, dass das Universelle sich auch in dieser kleinen Einheit wiederfinden kann. Wenn wir den Körper bewegen, wenn wir eine bestimmte Haltung einnehmen, atmen oder wie auch immer Hatha-Yoga praktizieren, können wir spüren, dass diese einzigartige Präsenz allgegenwärtig ist, auch wenn die Form wechselt. Selbst wenn der Körper zusammenbricht oder altert, können wir jederzeit zurückschauen und erkennen, dass wir immer noch wir selbst sind.

Dabei spielen Gegensätze eine große Rolle. Durch den Körper fühlen wir, dass wir Grenzen haben. Irgendwann beginnen wir zu spüren, dass es noch etwas anderes gibt, das diese Grenzen überwindet. In diesem Moment fangen wir an, das Selbst zu verstehen. Ohne die Limitierung fehlt uns womöglich der Kontrapunkt, unser Verständnis für das Universelle bleibt oberflächlich. Das erklärt vielleicht auch, warum Gott zuerst den Körper geschaffen und ihm dann Grenzen gesetzt hat. Denn erst durch diese Limitierung können wir die Freiheit richtig würdigen. Ich glaube, dass wir durch den Körper die tiefen Erkenntnisse in das Universelle gewinnen können, durch dieses kleine limitierte Etwas, das so leicht in Versuchung zu bringen ist.

Als Yogapraktizierende, die Frieden mit ihrem Körper schließen wollen, liegt es in unserer Verantwortung so zu üben, dass unser Geist gestärkt und gegen Bestechungsversuche gefeit ist.

John sagte weiter:

Wenn du eine herausfordernde Haltung übst und dich überforderst, etwas erzwingen willst und damit gegen deinen Körper handelst, mit dem Ergebnis, dass er rebelliert und schmerzt, dann überlagern die Ideale der Gesellschaft deine wahren Bedürfnisse. Und in diesem Moment beginnt der Krieg: Etwas versucht etwas anderes zu dominieren. Deshalb ist es wichtig, zu lernen, Erwartungen nicht zu hoch zu schrauben, zu akzeptieren, wo die Grenzen einzelner Körperteile liegen, und hinzunehmen, dass die einzelnen Haltungen durch diese Tatsache individuell sein können. Wir arbeiten mit unserem Körper, um uns zu öffnen, und nicht, um uns zu bestätigen: »Och, mein Körper möchte das nicht machen, deshalb fange ich erst gar nicht an.« Es geht darum, so an sich zu arbeiten, dass man kontinuierlich wachsen kann. Auf diese Weise entsteht Zufriedenheit, und man lernt, Frieden mit sich und anderen zu schließen.

Wenn der Körper tatsächlich das Instrumentarium ist, durch das sich das Göttliche manifestiert, folgt daraus zwangsläufig, dass wir in unserer Kaya-Sadhana-Praxis die Fähigkeit entwickeln müssen, unseren Körper als heilig zu betrachten. Natürlich können wir mitten im Krieg mit unserem Körper nicht einfach den Schalter umlegen und plötzlich davon überzeugt sein, dass »unser Körper ein Tempel ist«. Wir müssen ganz allmählich zum Frieden finden. Wenn wir uns immer wieder an diesem Ziel ausrichten, werden wir es auch irgendwann erreichen. Wir sollten unseren Körper mit der Liebe und dem Respekt behandeln, den er als Verbindungsglied zur spirituellen Transformation verdient. Eine Freundin zeigte mir vor einiger Zeit einen Ausschnitt aus einem Aufsatz, den sie verfasst hatte. Dort geht es um ihren Weg, um Kaya Sadhana und wie man mit Hilfe eines spirituellen Meisters mit dem eigenen Körper Frieden schließt:

Als ich in der Junior Highschool war, litt ich unter starker Akne. Der Schmerz und die Qual, die mich jedes Mal überkamen, wenn ich in den Spiegel sah, waren furchtbar. In den ersten Jahren verbrachte ich morgens Stunden im Bad. Zuerst betrachtete ich mich voller Abscheu und Grauen im Spiegel, meistens brach ich in Tränen aus. Dann nahm ich meine medizinische Waschcreme und begann zu schrubben. Und mit Schrubben meine ich wirklich Schrubben. Ich glaube, ich habe alles ausprobiert, um diesen Makel meines Gesichts auszuradieren. Danach trug ich jedes erdenkliche Make-up auf, von dermatologischen Cremes bis zu pfannkuchenteigdicken Abdeckpudern. Als ich in die Highschool wechselte, ging ich zum Hautarzt. Ich erspare ihnen die Beschreibung der Alpträume, die ich durchlitten habe. In all diesen Jahren habe ich mich kein einziges Mal mit einem Jungen verabredet. Ich blieb zu Hause, hörte Musik und schaute fern. Wer wollte schon mit einem Monster ausgehen?

Unzähligen anderen Frauen ging es genauso. Ihre Besessenheit und das Opfergefühl haben bei manchen zu schweren sexuellen Störungen geführt, bei anderen zu Promiskuität und Prostitution. Für einige war es der Einstieg in die Sucht, wie etwa Medikamentenmissbrauch, andere entwickelten eine der vielen Essstörungen, an der Spitze Anorexie und Bulimie. Es gibt Frauen, die solche Angst vor Gewichtszunahme haben, dass sie sich regelrecht zu Tode hungern. Andere betreiben aus dem gleichen Grund exzessiv Sport: Aerobic, Triathlon, Marathonlauf. Die Heilungschancen bei Anorexie gehören zu den geringsten aller psychosomatischen Störungen. Das langsame Verhungern, Selbstmord auf Raten, der Erfolg am Misserfolg, ausgelöst durch den gesellschaftlichen und familiären Druck, erfolgreich, attraktiv und DÜNN zu sein. Die Ängste und die Qualen, die ich am eigenen Leib erlebt und bei vielen engen Freundinnen beobachtet habe, sind kaum in Worte zu fassen.
Und warum das alles? Ist unsere Gesellschaft dermaßen dekadent, sind unsere Ideale so verzerrt und die Angst vor Isolation und davor, nicht geliebt zu werden, so groß, dass Frauen sich regelrecht gezwungen fühlen, sich zu Tode zu hungern, anstatt eventuelle Misserfolge oder die Tatsache, dass man mit fünfunddreißig oder vierzig noch Single ist, zu akzeptieren? Glauben einige von uns wirklich, dass wir weniger liebenswert sind, nur weil wir keine Covergirls oder Playmates sind, und des-

halb lieber das letzte bisschen Nahrung wieder nach oben würgen, statt sich um die Liebe zu kümmern?

Als Schülerinnen eines spirituellen Lehrers haben wir die Möglichkeit, unsere konditionierten, verzerrten Ansichten von Figur, Falten, Cellulitis, Pickeln, Narben und grauem Haar in eine verständnisvolle und liebevolle Sicht der Dinge zu verwandeln. Wir haben die Chance, zu dynamischen, lebenslustigen, sinnlichen und strahlenden Frauen zu werden. Lee Lozowick ist der Meinung, dass wir dadurch die Möglichkeit haben, unsere Neurose zu überwinden und sie in Liebe zu verwandeln. Eine außergewöhnliche Betrachtungsweise. Für Frauen, die nach Spiritualität streben, lohnt es sich unter Umständen, diesen Gedanken im Hinterkopf zu behalten, und zwar jedes Mal, wenn wir in den Spiegel sehen, was auch immer wir über das denken, was wir in diesem Moment sehen.

Für all jene, die sich im Krieg mit dem eigenen Körper befinden, bietet Kaya Sadhana die Möglichkeit, unserem Körperbild und unseren Neurosen zu begegnen. Wenn wir mit dem Wissen der Verkörperung des Göttlichen praktizieren, dann sind wir auf dem Weg zur Erleuchtung. Wir müssen ehrlich mit uns umgehen: Es ist unmöglich, den Körper als Mittel der Wandlung zu sehen und sich gleichzeitig dem Hass oder der Gewalt bewusst zu sein, die wir in und mit ihm ausüben.
Noch wichtiger als die Analyse, ob und wie der Hass durch Neurosen in unserem Körper manifestiert wird, ist die Frage, wie wir diese Neurosen in Liebe verwandeln können. Die Hatha-Yoga-Praxis öffnet uns für diese Möglichkeit. Sie hilft uns, mit unserem Körper Liebe, Freude und Begeisterung zu erleben.

In einem Artikel stellt die Yogalehrerin Riy Romano folgende Überlegungen an:

Es gibt eine Passage im I Ging (dem *Buch der Verwandlungen,* ein sehr alter klassischer chinesischer Text), die besagt: »Du kannst den Teufel nicht direkt bekämpfen, sonst neigst du dazu, selbst der Teufel zu werden, gegen den du kämpfst.«
Das chinesische Orakel empfiehlt stattdessen, den Teufel damit zu bekämpfen, dass du alles, was gut ist, an die Oberfläche bringst und es den Platz der Dunkelheit einnehmen lässt.

Hatha-Yoga mit der Intention, Frieden zu schließen, zu praktizieren, kennt keine speziellen Regeln, die wir automatisch anzuwenden haben. Yoga von innen nach außen zu üben, mit dem Ziel inneren Frieden zu finden, hängt von uns selbst ab. Und von dem Rahmen, den wir uns geben, uns dem zu öffnen, das größer ist als unsere Dunkelheit. Hatha-Yoga gibt uns die Möglichkeit, auf dem aufzubauen, was gut und gesund in uns ist, anstatt die Aufmerksamkeit allein auf unsere dunklen Seiten und Neurosen zu lenken.
Hatha-Yoga schenkt uns die Möglichkeit, unseren Fokus nach innen zu richten, den Körper wahrzunehmen und uns nicht auf das Aussehen zu konzentrieren. Wenn wir den Schwerpunkt unserer Aufmerksamkeit verändern, unterstützt uns Hatha-Yoga dabei, die Beziehung zu unserem Körper und häufig auch zu unserer Umwelt neu zu definieren. Der Körper wird vom Schlachtfeld zum Instrumentarium eines größeren Bewusstseins auf dem Weg zur Spiritualität und zur Entfaltung unseres wahren Ichs. Er unterstützt uns in unserem Bemühen, authentische und spirituelle Menschen zu werden.

Kapitel 4

AUFMERKSAM SEIN

Stellen Sie sich Folgendes vor: Sie sind nach der Arbeit müde und gestresst. Um pünktlich in die Yogastunde zu kommen, fahren Sie viel zu schnell. Sie hupen, wenn Ihnen ein Fahrzeug in die Quere kommt, fahren kurz vor der Autobahnabfahrt ganz dicht auf den Vordermann auf, damit auch der schneller fährt. Endlich angekommen, rennen Sie die Treppen hoch, platzen in den Übungsraum, der Kurs hat natürlich schon begonnen, und werfen hektisch die Yogamatte auf den Boden. Empört setzen Sie sich hin und versuchen, sich den anderen anzupassen. Die haben sich schon einige Minuten aufgewärmt, diesen Teil überspringen Sie, ist ohnehin völlig unnötig. Stattdessen dehnen Sie Ihre Muskeln bis zum Äußersten nach der Maxime »je mehr, desto besser« und verdrängen dabei, dass Ihr Hüftgelenk nicht integriert ist, Ihre Handgelenke schmerzen und Sie keine Umkehrhaltungen üben sollten, weil Sie Ihre Periode haben. Als der Lehrer Ihnen rät, in den Spiegel zu sehen, um Ihre Ausrichtung zu überprüfen, fällt Ihr Blick auf die Cellulitis an den Oberschenkeln, und Sie entscheiden spontan, ab sofort das Abendessen ausfallen zu lassen. Wenn der Lehrer Sie darauf hinweist, auf Ihre Füße zu schauen, registrieren Sie, wie schrecklich Ihre Zehen aussehen und dass es mal wieder Zeit für die Pediküre ist. Schon gehen Sie im Geist Ihren Terminkalender durch, wann Sie Zeit dafür haben. Da Sie ja so beschäftigt sind, beschließen Sie, die Endentspannung, *Shavasana*, ausfallen zu lassen und früher Schluss zu machen.

Natürlich ist das ein Extrembeispiel, aber was ich damit sagen will, ist, dass man Yoga eben auch nur nebenbei üben kann und dass die fehlende Aufmerksamkeit nicht nur nachlässig, sondern auch gefährlich sein kann. Mit einer Intention zu üben, setzt ein ganz anderes Szenario voraus: Sie rollen ganz bewusst ihre Matte aus und bedenken dabei, dass es hier um Spiritualität geht, um wertvolle Zeit, den Körper und das Selbst zu respektieren. Sie teilen Ihrem Lehrer eventuelle Verletzungen und Einschränkungen mit und sind während der Praxis vorsichtig mit sich. Wenn Sie im Spiegel Ihre Ausrichtung prüfen, betrachten Sie Ihren Körper in der Haltung ohne Vorurteile, gehen liebevoll mit sich um und vergessen nicht, dass Sie perfekt sind – genau so, wie Sie sind. Beim Blick auf die Füße prüfen Sie den Stand und die Ausprägung der Fußgewölbe. Wenn Sie Schmerzen haben, spüren Sie in sich hinein. Ist es ein Gelenkschmerz, ein Muskelschmerz oder einfach nur ein sehr intensives Gefühl? Können Sie mit dieser Beeinträchtigung noch tief atmen? Wenn nicht, verändern Sie die Ausrichtung. Wenn Sie noch tief atmen können, schätzen Sie Ihre psychische Situation ein. Ist es für Sie in Ordnung, noch etwas in dieser Intensität zu verweilen, oder sollten Sie die Haltung verlassen? Mit jedem Einatmen üben Sie, Ihr Herz zu öffnen, und mit jedem Ausatmen lassen Sie alles los. Sie strahlen in der Haltung, drücken in Ihr all die Qualitäten aus, die Sie gerade fühlen und sind sich bewusst, dass alles, was Sie gerade tun, gut und richtig ist!

Um Frieden zu schaffen, müssen wir den Krieg sachlich und klar analysieren. Wir müssen lernen, wie komplex unsere Muster sind, unsere eigenen Bemühungen zu torpedieren. Eine Intention zu setzen, um in Frieden Yoga praktizieren zu können, bedeutet Aufgeschlossenheit und Offenheit für eine solche Art der Selbstreflexion. Selbstreflexion heißt, aufrichtig, klar und vorurteilslos auf Motivationen, Verhaltensweisen und Ausprägungen zu schauen. Das heißt, von einer objektiven Beobachterposition aus, ohne Rechtfertigung, ohne rationale Erklärung, ohne Projektion aus sich heraus zu gehen, was natürlich jede Form von Stolz, Eitelkeit, Schuldgefühl oder Scham bezüglich des Ergebnisses unserer Betrachtung ausschließt.

Wer Hatha-Yoga praktiziert, für den ist der Körper ein Instrument, um das Bewusstsein zu schärfen, der Ort, um zu üben, zu erforschen und zu erfahren. Im Hatha-Yoga benutzen wir die Asanas, um die Gefühle in unserem Körper und in unserem Herzen, die Gedanken, die uns durch den Kopf gehen, zu erforschen und die majestätische Einfachheit des Geistes zu erleben. Dadurch, dass die Aufmerksamkeit auf die Einheit zwischen Körper, Verstand und Seele gerichtet ist, bildet sich im Laufe der Zeit eine tiefere Beziehung mit dem Körper und dem Ich heraus.

Wenn wir anderen Aufmerksamkeit schenken, ist es eine gute Möglichkeit, ihnen zu zeigen, dass wir sie lieben und sie uns wichtig sind. Wenn wir Hatha-Yoga mit der angemessenen Aufmerksamkeit praktizieren, können wir unsere Fähigkeiten verfeinern, auf die Ausrichtung unseres Körpers im Raum, auf die mentale Ausrichtung mit den Wünschen unseres Herzens und auf die spirituelle Ausrichtung, die wir mit dem Göttlichen haben, zu achten. Während wir uns beim Üben beobachten und uns gegenüber aufmerksam sind, beweisen wir uns, dass wir liebenswert und wertvoll sind, und verwandeln jede Haltung in einen Akt der Liebe. Und erst im Geist der Liebe wird Yoga zum Friedensangebot.

Am Anfang sind wir vielleicht schockiert von all dem, was

wir mit unserem Körper erleben: Er ist zu dick, zu dünn, zu faltig, zu blass, zu groß, zu klein, zu unbeweglich. Wir beobachten vielleicht, dass wir uns ständig mit anderen vergleichen: Sie wissen mehr, können mehr, sehen besser aus, bekommen mehr Aufmerksamkeit und sind schöner, größer, schlanker, stärker und beweglicher. Selbstbeobachtung verlangt, dass wir uns *ohne wertendes Urteil* betrachten und, falls wir es doch tun, uns nicht für das Ergebnis verurteilen, sondern einfach nur feststellen, dass wir gerade dabei sind, uns ein Bild über uns zu machen. Wir beobachten lediglich, was gerade passiert.

Es ist von besonderer Bedeutung, dass wir während der Selbstbeobachtung nicht allem, was von innen nach außen dringt, die gleiche Wertigkeit einräumen. Im Tantra werden zwar alle Aspekte des Lebens als göttlich angesehen, das heißt aber nicht, dass sie alle gleichwertig sind. Die tantrische Praxis fordert uns auf, Entscheidungen zu treffen und externe und interne Erscheinungen zu unterscheiden, basierend auf den spirituellen Werten und Prinzipien, an denen wir ausgerichtet sind. Obwohl wir alles, was in uns aufsteigt, objektiv und wertfrei registrieren sollen, müssen wir Entscheidungen treffen, um beurteilen zu können, welche Folgemechanismen unserer Arbeit dienen und welche unsere Entwicklung behindern. Das Urteilsvermögen ist das natürliche Ergebnis der Selbstbeobachtung und keine erzwungene Fähigkeit hin zu einer Persönlichkeitsveränderung. Durch ehrliche Selbstreflexion können wir erkennen, was wir in uns verstärken und was wir minimieren müssen.

Dem Körper
Aufmerksamkeit schenken

Das Verhältnis zu unserem Körper ist von Gegensätzen geprägt. Die meisten Menschen ignorieren die Bedürfnisse des Körpers, zwingen sich durch ihr Tagesprogramm, statt den naturgegebenen Rhythmen und Bedürfnissen Beachtung zu schenken. Sie essen, auch wenn sie gerade keinen Hunger haben, oder sind auf Diät und haben ständig Hunger. Viele können nicht mehr sicher wahrnehmen, ob sie satt sind oder nicht, ihr Körper ist überversorgt, was zwangsläufig zu Gewichtszunahme, physischer Trägheit und emotionaler Dumpfheit führt. Wenn wir müde sind, neigen wir dazu, lieber einen Kaffee zu trinken, als uns auszuruhen. Wir tragen modische Schuhe, die unsere Füße deformieren und zu Haltungsschäden und Verspannungen im ganzen Körper führen. Beim Sport lernen einige von uns, den Schmerz zu unterdrücken und über die Grenzen zu gehen, während andere vor lauter Angst ihren Körper schonen, mit der Folge, dass er nie gefordert wird und seine Potenziale nicht ausschöpfen kann.

◆

Sarahs Geschichte

Meinen Körper habe ich wohl erst richtig wahrgenommen, als ich fünfzehn oder sechzehn war. Zuvor war er nur eine Hülle, genau wie meine Klamotten. In der Highschool hatte ich die üblichen Probleme. Ich war immer auf irgendeiner verrückten Diät, bei der ich zum Beispiel nur Karottensaft trank und Reiscracker dazu aß. Oder ich aß einfach gar nichts. Wenn ich heute daran denke, zieht sich mir alles zusammen, aber damals konnte ich monatelang so leben.

Heute bin ich oft frustriert, wenn ich ans Essen oder an mein Gewicht denke. Außerdem habe ich körperliche Symptome entwickelt wie Nierenbeckenentzündungen und Verdauungsprobleme. Immer wieder zwingen mich diese Symptome, an meinen Körper und meine Ernährung zu denken: »Warum kann ich nicht einfach mal ein oder zwei Stücke Kuchen essen, wenn jemand Geburtstag hat?«

Ich hoffe, dass ich irgendwann in der Lage sein werde, auf die Bedürfnisse meines Körpers zu hören und nicht stur nach irgendwelchen Regeln zu handeln. Mein Therapeut fragte mich, was in meinem Leben außer Kontrolle geraten sei und wie ich es wieder in den Griff bekommen könne, damit ich meinen Körper nicht mehr kontrollieren muss.

Aber es ist schwer, über Lösungen nachzudenken, wenn man in Selbsthass gefangen ist, es ist so schwer zu ergründen, was außer Kontrolle geraten ist, wenn Sie mit Ihren eigenen Gefühlen im Widerstreit liegen.

Auch in den neunzig Minuten, wenn ich Yoga übe, mache ich mir kritische Gedanken über meinen Körper, aber ich bin nicht darauf fixiert. Während des Übens sind diese Gedanken federleicht, sie kommen und gehen. Wenn ich nicht übe, ziehen mich diese Gedanken nach unten, und ich versinke in Selbstkritik.

Manchmal hat es allerdings den Anschein, Yoga würde mein negatives Denken noch verstärken. Ich bin überkritisch mit meinen Haltungen, schaue mich im Spiegel an und denke, ich bin fett. Aber wenn ich mir am Anfang eine Intention setze und mir beharrlich bewusst mache, warum ich übe, und immer wieder zu dieser Intention zurückkehre, dann bin ich eher in der Lage, die Stimmen in mir ein wenig zu dämpfen.

Ich trage hautenge Gymnastikhosen, ein hohes Risiko. Dadurch kann ich Speckrollen und Fettpölsterchen erkennen, aber ich sage mir, das ist okay für mich.

Es frustriert mich, dass ich meine Hüfte nicht so weit öffnen kann, wie ich es mir wünsche, aber ich erinnere mich dann immer daran, dass ich hier bin, um Yoga zu üben, und versuche die Situation anzunehmen.

Mit Yoga werde ich nachgiebiger und weicher, denn ich bin hart gegen mich selbst. Ich glaube, Yoga mildert diese überstrenge Seite. Selbst wenn ich wütend und entnervt bin, kann ich loslassen und die negativen Gefühle dämpfen. Und wenn ich eine Haltung heute nicht beherrsche, dann ist das auch gut, und ich versuche es morgen noch mal.

Yoga ist meine Droge, und ich weiß auch nicht genau, mit welcher Hoffnung ich zum Yoga gehe. Ich gehe einfach. Ich will üben und vielleicht irgendwann Fortschritte sehen. Yoga ist eine ganz neue Erfahrung für mich. Du fängst an, und es kommt, wie es kommt. Ich kann weinen und lachen. Am Ende aber wird immer gelacht, ein gutes Gefühl. Manchmal komme ich und fühle mich mies und schlecht gelaunt, aber ich übe trotzdem. Allein das Bewusstsein, Yoga zu praktizieren, tut gut.

◆

In der Yogapraxis entwickeln wir eine Reihe von neuen Denkansätzen, die unsere Fähigkeit erweitern, die Sprache unseres Körpers zu verstehen und auf seine Reaktionen zu achten. Wenn wir spirituell mit dem Körper kommunizieren, beginnen sich Körper und Seele zu vereinen, werden eins. Den Körper in die richtige Haltung zu bringen wird häufig einfach als »ausrichten« bezeichnet, beinhaltet aber darüber hinaus genaue Anweisungen über die optimale Position des Körpers in den verschiedenen Haltungen, so dass die Beweglichkeit erhöht und das Verletzungsrisiko vermindert wird. Auf diese Weise kann man die Asanas stabiler und zugleich freier einnehmen. Das Beobachten der Ausrichtung in der Asana und die Anpassung an die körperlichen Gegebenheiten hilft uns die Verbindung von Physis und Psyche zu vertiefen. Wenn wir von innen nach außen praktizieren, konfrontieren wir uns mit den Klischees der Schlafenden Welt, die über lange Zeit unser Körperbild bestimmt haben. Sich in einer Haltung auszurichten ist kein rein körperlicher Prozess, sondern findet auf verschiedenen Ebenen statt, von der groben äußeren bis zur ganz feinen inneren Struktur.

Auf der physischen Ebene lenkt die Ausrichtung unseren Fokus auf die körperlichen Strukturen. Wir lernen unseren Körper besser kennen und achten dabei mehr auf die Anatomie und die Physiologie als auf Schönheit und äußeres Erscheinungsbild. Wir erfahren mehr darüber, wie wir beweglicher, ungezwungener und gedanklich freier werden können. Und wir erhalten Informationen über das Zusammenspiel von Skelett und Muskulatur. Durch dieses Wissen lernen wir, unseren Körper objektiv zu sehen und nicht subjektiv, beeinflusst durch die in unserer Kultur vorherrschenden Schönheitsideale.

Unsere Körpersicht stellt nun Werte wie Kraft, Beweglichkeit, Bewegungsumfang, Leichtigkeit und Empfindsamkeit in den Mittelpunkt. Indem wir die Prinzipien der optimalen Ausrichtung anwenden, erhalten wir ein neues Körperbild. Mit Achtsamkeit und Intention nehmen wir den Körper von innen wahr. Während wir die ausrichtungsorientierten Haltungen im Hatha-Yoga praktizieren, werden wir häufig dazu aufgefordert, unbekannte und offensichtlich wenig vertraute Teile des Körpers zu betrachten und zu bewegen, mit dem Ziel, den uns vertrauten Mustern entgegenzuwirken und neue Fähigkeiten zu entwickeln. Natürlich üben wir in der Hoffnung, auch über diese Bereiche Kontrolle zu erlangen und sie geschmeidig bewegen zu können, aber darum geht es gar nicht. Wichtig ist der Prozess des Übens, nicht die Perfektion der Haltung. Der Weg zum Frieden mit unserem Körper liegt im Prozess.

Diese neu entdeckten Bewegungsmuster zu erforschen und uns auf ungewohnte Weise zu bewegen stärkt die Beziehung zu unserem Körper und erweitert unsere Fähigkeit, während des Übens von innen nach außen zu gehen. Eine bevorzugte Anusara-Yoga-Anweisung lautet beispielsweise: »Die Nieren anheben oder aufpumpen.«

Eine andere: »Die Haut über den Nieren am Rücken nach oben und die Haut unter den Nieren nach unten ziehen.«

Für einen Yogaübenden ohne Anusara-Erfahrung wirkt diese Anweisung nicht nur rätselhaft, sondern auch sinnlos, weil er sie nicht ausführen kann. Viele versuchen deshalb gar nicht erst, diese Anweisung umzusetzen. Und trotzdem lernen wir mit der Zeit, dass Anweisungen, die mit der Nierengegend zu tun haben (der mittlere Rücken), unser Bewusstsein für die Körperrückseite vertiefen.

Die Körperrückseite steht für das Unterbewusste, für das Kollektive und nicht das Individuelle. Für die Dinge, die uns verborgen bleiben, weil sie »hinter unserem Rücken« stattfinden, und sie bietet uns Unterstützung bei unseren Anstrengungen. Die Nierengegend ist eine Brücke zwischen der unteren und der oberen Körperhälfte. Dieser Bereich hilft uns, die Kräfte, die uns nach oben ziehen, mit denen, die nach unten wirken und uns verankern, zu vereinen. Plötzlich gewinnt eine Anweisung wie »bewegt euch mehr in den Nieren« eine Bedeutung, die weit darüber hinausgeht, den unteren Rücken zu verlängern. Es geht um mehr, als die Anweisung auf körperlicher Ebene tatsächlich auszuführen. Wenn wir die Anweisung »in die Körperrückseite atmen« umsetzen, werden wir nicht nur mit einer verlängerten Wirbelsäule und einem vertieften Bewusstsein für unsere körperliche Stärke belohnt, sondern werden uns auch der Unterstützung einer höheren Macht und unserer Gemeinschaft bewusst. Vielleicht nehmen wir auf einmal wahr, dass wir auch im übertragenen Sinne ein Rückgrat haben, und werden selbstsicherer. Weil wir auf die Unterstützung von etwas vertrauen, das wir nicht sehen können, üben wir, uns auf das Wesentliche zu konzentrieren und uns nicht von äußeren Verlockungen verführen zu lassen, die wir tagtäglich vor der Nase haben.

Die Reise in seine Rückseite ist ein weiterer Aspekt des Friedensprozesses mit unserem Körper. Wenn wir auf die oben genannte Art und Weise üben, verwandeln wir die Asanas in ein Angebot an uns selbst, in ein andächtiges Gebet. In den Asanas realisieren wir unsere Intention und schaffen eine Verbindung zwischen Körper und Seele.

Der Seele Aufmerksamkeit schenken

Indem wir unsere Aufmerksamkeit auf die Seele richten, können wir während der Praxis unsere Ausrichtung beobachten und den emotionalen Zustand analysieren, in dem wir praktizieren. Auch hier wird uns die Intensität bewusst, mit der wir mit unserem Körper Krieg führen. Genau zu erkennen, welche Folgen die Gewalt gegen uns selbst hat, und stattdessen den Frieden zu wählen, lässt uns unsere Intention aufmerksam und achtsam wählen und leitet unsere Gedanken während des Übens auf das Akzeptieren unseres Selbst. Wenn wir Yoga praktizieren, geben wir dem Geist eine Plattform, auf die er sich im Hier und Jetzt konzentrieren kann. Wir disziplinieren ihn, jederzeit präsent zu sein. Auf diese Weise wird Yoga zu Meditation. Wenn wir auf unseren Atem achten, sind wir präsent, wenn wir unsere Ausrichtung optimieren, sind wir präsent, wenn wir uns liebevoll beobachten und versuchen, mit uns selbst Frieden zu schließen, sind wir präsent. Das *Jetzt* zählt.

Der Stellenwert der Präsenz im Hier und Jetzt wurde mir überdeutlich, als ich einer an Krebs erkrankten Freundin Yogaunterricht gab. Sie hatte schon viele Jahre mit der Krankheit gekämpft und erlebt, wie ihre körperlichen Kräfte mehr und mehr abnahmen. Sie bat mich, ihr nur einige Dehnübungen zu zeigen, da ihr andere Haltungen zu anstrengend waren. Als wir versuchten, ihre Grenzen auszuloten und nach Haltungen und Variationen suchten, die sie ohne Schmerzen ausführen konnte, erinnerte ich mich an elementare Aspekte des Hatha-Yoga, bei denen es darauf ankommt, »nach innen zu blicken und mit jedem Atemzug aufmerksamer zu werden«. Mit den Asanas richten wir den Körper, den Geist und die Seele am Hier und Jetzt aus und nehmen wahr, was wir genau in diesem Augenblick fühlen.

Die Erfahrung mit meiner Freundin konfrontierte mich mit der Tatsache, dass ich von diesen Grundprinzipien oft weit entfernt bin, weil ich ausgefallene Haltungen übe, Schüler habe, die »besser« werden wollen, aber auch, weil ich selbst den Ehrgeiz habe, mehr zu erreichen. Mit meiner Freundin war das von Anfang an anders. Wir arbeiteten nicht zusammen, um besser zu werden oder Fortschritte zu machen. Es war von vornherein ausgeschlossen, dass sie schwierige Haltungen ausführen kann. Deshalb konzentrierten wir uns darauf, sie das Hier und Jetzt spüren zu lassen, die Verbindung mit ihrem Körper zu stärken, sie aufmerksamer und beständiger zu machen. Durch sanfte, auf sie zugeschnittene Haltungen kam sie in ihren Körper und lernte wahrzunehmen, was ihr guttat und was weniger günstig für sie war. Sie war so ausgerichtet, dass sie im Frieden mit sich praktizierte.

Sie war mehr und mehr in der Lage, alle Gefühle wahrzunehmen, die sich während der Praxis zeigten. Sie registrierte ihre Mutlosigkeit, den Verfall ihres Körpers und die schwindende Energie, die nicht nur durch den Krebs selbst, sondern auch durch die Bestrahlungen und die Chemotherapie ausgelöst wurden. Regelmäßige Yogapraxis ist hier eine Möglichkeit, zu erkennen, was man nicht mehr kann, und darum zu trauern, sich dann aber darauf zu fokussieren, was man *kann,* und nicht, was man nicht mehr kann. Wenn die Krankheit noch weiter voranschreitet, dann könnte ihr Yoga einfach nur darin bestehen, zu atmen oder den Schmerz im Körper wahrzunehmen. Das schließt das Abschalten des Gedankenkarussells ein, die Angst, nicht mehr für sich sorgen zu können und mehr und mehr von anderen abhängig zu werden. Ihren Frieden wird sie finden, wenn sie die Kontrolle aufgeben muss und trotzdem den Humor, die Würde, die Selbstachtung und das Gottvertrauen nicht verliert. Wie auch immer die Yogapraxis sich im Laufe der Zeit verändern wird, meine Freundin kann stets auf die Prinzipien des Hatha-Yoga zurückgreifen, darin Frieden finden und dem Göttlichen ihre Aufmerksamkeit schenken. Und auch ich kann diese Erkenntnisse in meine eigene Praxis einfließen lassen.

Egal, in welchem Zustand sich unser Körper auch befindet, jeder von uns kann den Augenblick bewusster erleben. Yoga ist der Weg auf unserer Reise zum eigenen Ich. Er konfrontiert uns mit dem Streben nach Perfektion, das uns vom Leben im Augenblick ablenkt. Mit jedem Atemzug, mit jeder Haltung, können wir Yoga im Hier und Jetzt üben. Und wieder. Und wieder. Wie Perlen, die zusammen eine wunderschöne Perlenkette bilden, formen sich die von uns bewusst erlebten Augenblicke, Moment für Moment, einer nach dem anderen. In der Schönheit und der Einfachheit des Augenblicks bleibt nur wenig Raum für andauernde Projektionen unseres Selbsthasses, für überkritische Haltungen oder für die Angst vor vernichtenden Urteilen.

Den Gefühlen Aufmerksamkeit schenken

Wenn wir Yoga mit der gebotenen Aufmerksamkeit praktizieren, sind wir in der Lage, den emotionalen Prozess, der dabei abläuft, bewusst wahrzunehmen. Meine Erfahrung hat gezeigt, dass Hatha-Yoga äußerst emotional ist. Oft wird bei dem Übenden ein befreiendes Glücksgefühl, aber auch Angst, Unsicherheit, Wut und Einsamkeit geweckt. Wir stehen in einer Haltung, hören die Anweisung und im nächsten Moment überkommt uns ein Gefühl der Scham, der Schuld oder der Traurigkeit. Oft kommen die unangenehmen Gefühle dann, wenn sie in unserer Körpergeschichte verankert sind. Wenn wir eine Haltung einnehmen und unser Lehrer sie vielleicht so korrigiert, dass es körperlich herausfordernd wird, oder er uns scharf kritisiert, werden wir unwillkürlich an Momente erinnert, in denen wir in der Vergangenheit mit harten Worten gemaßregelt worden sind. Womöglich ist das der Auslöser, durch den unser Körper aufgestaute Gefühle entlädt. Wenn ich in einer Haltung Schmerzen habe oder sie mich überfordert, treten mir die Tränen in die Augen. Es ist so, als würde ich durch eine unerklärliche Kraft zu der Erkenntnis geführt, wie viel Schmerz mein Körper während meines Lebens schon erdulden musste. Wenn die Tränen kommen, dann registriere ich das ohne zu werten oder mich zu kritisieren. Ich bemühe mich, meinen Prozess anzuerkennen, ohne Scham- oder Opfergefühle aufkommen zu lassen. Stattdessen versuche ich herauszufinden, was ich ändern muss, um meine Haltung optimal einnehmen und mich noch präziser ausrichten zu können, oder ob ich mir erlauben kann, meinen Gefühlen freien Lauf zu lassen.

Interessanterweise kommen unangenehme Gefühle nur selten grundlos an die Oberfläche. Meist sind sie mit persönlichen Erlebnissen oder Vorurteilen verbunden: Dass wir nicht gut genug sind, wie sehr wir missverstanden werden, wie man uns permanent ausnutzt oder beschimpft oder wie wir ignoriert werden. Dass unsere Lehrer inkompetente Blender sind, denen wir nicht vertrauen können, dass wir nicht attraktiv genug sind oder zu wenig beachtet werden. Verstand und Gefühl sind eng miteinander verbunden, und es ist wichtig, zu unterscheiden, ob es sich um ein körperliches Gefühl handelt oder ob es die negativen Gedanken sind, die uns das Gefühl geben, wertlos oder ein Opfer zu sein, oder ob wir uns schämen müssen.

Kürzlich habe ich an einem Workshop teilgenommen, bei dem der Lehrer sehr laut gesprochen hat. Er wies mich an, tiefer in eine Haltung zu gehen, die für mich schmerzhaft war. »Tiefer«, drängte er mehrmals und ich antwortete: »Ich versuche es doch!« Mein Knie begann zu schmerzen und ich spürte Traurigkeit in mir aufsteigen. Er sagte laut und bestimmt: »Oh nein, das tust du nicht!« Sofort kamen die Tränen, die Scham, der Ärger und die Trauer. Und dann dachte ich an Lee, meinen spirituellen Lehrer. Ich flehte in Gedanken, die Situation objektiv wahrnehmen zu können. Schon im nächsten Augenblick kam der Lehrer zu mir und arbeitete mit mir an meiner Ausrichtung. Ich ließ die Tränen fließen, aber ich konnte sein Mitgefühl spüren, trotz seines barschen Tons. Ich fühlte seine Hilfsbereitschaft und wusste, dass seine Kritik nicht persönlich gemeint war, auch wenn er sie an mich gerichtet und damit meine Gefühle verletzt hatte. Ich begriff, dass meine Angst eine Grenze erreicht hatte. Ich schämte mich, weil ich mir Sorgen machte, was die anderen im Raum über mich denken würden. Der Grund für meine Trauer hatte mit den Erfahrungen mit meinem Körper in der Vergangenheit zu tun, aber nicht mit der aktuellen Situation.

Meine erste Reaktion auf die Kritik meines Lehrers waren Verletzung und Wut, am liebsten hätte ich den Raum verlassen, mit der Folge, dass ich wahrscheinlich nie wieder bei diesem Lehrer Unterricht genommen hätte – ein mir wohlbekanntes Verhaltensmuster, das sich auch als »blinde Flucht« bezeichnen lässt, in einer Beziehung, vor einem Augenblick. Aber durch intensive Selbstbeobachtung, durch das Zulassen meiner Gefühle, und durch meinen Entschluss, den Lehrer um Hilfe zu bitten, erreichte ich eine neue Dimension des Verständnisses. So konnte ich mich hinterfragen, wie ich am besten mit ihm weiterarbeiten könnte. Ich konnte meine Gefühle und meinen Körper wertschätzen und gleichzeitig Distanz zu einer Situation finden, in der meine überholten Glaubenssätze ans Licht kamen. Um mich in meiner Praxis weiterzuentwickeln, musste ich ein neues Körperbewusstsein entwickeln, in dem ich intensive physische Erlebnisse ausleben konnte, die von meiner Missbrauchs- und Vernachlässigungsgeschichte losgelöst waren.

●◆●

Minnies Geschichte

Meine Geschichte ist traurig, aber nicht ungewöhnlich, denke ich. Stimmungsschwankungen und unterschiedliche Wahrnehmungen meines Erscheinungsbilds hatten nach und nach meine *eigenen Gefühle* außer Kraft gesetzt. Meine Jugend war bestimmt durch Eitelkeit, ein gestörtes Verhältnis zum Essen sowie Drogenkonsum und Alkoholmissbrauch. Und ich schämte mich für meinen Körper.

Ein Schlüsselerlebnis während meiner täglichen Yogapraxis hatte ich, als mich mein spiritueller Lehrer motivierte, mich mehr auf meinen Atem zu konzentrieren. Nach Körperübungen fühlte ich mich meist emotional und geistig gereinigt. Ich nenne es den Müll entsorgen. Durch Yoga und die Konzentration auf den Atem beginnen bisher verborgen gebliebene, subtile Kräfte zu wirken.

Jeden Tag muss ich mich aufs Neue überwinden, Yoga zu üben. Jeden Tag werde ich herausgefordert, zu spüren, was in mir vorgeht, mich meinen Denkmustern zu stellen, die Teil des Teufelskreises sind, in dem ich mich bewege. Es gibt Teile meines Körpers, die durch falsche Ernährung und schlechte Haltung energetisch in tiefem Schlaf gelegen haben. In der Yogapraxis lerne ich viele winzige Muskeln kennen, die ich noch nie vorher benutzt oder gedehnt habe.

Obwohl ich das körperliche Üben bis jetzt immer als anregend und erfüllend empfunden hatte, spürte ich, dass die Auseinandersetzung noch tiefer gehen sollte. Ich hatte hin und wieder schüchterne Experimente gewagt, aber den Zusammenhang zwischen meinen Problemen und der Beziehung zu meinem Körper hatte ich immer ignoriert. Erst durch Yoga ist mir dieser Kontext bewusst geworden.

Für mich spielt es keine Rolle, wie ich in den Augen der anderen aussehe. Inzwischen kann ich intensiver spüren, wie ich mich fühle. Wenn ich Dankbarkeit für mein Leben spüre, dann beginne ich innerlich zu strahlen, und wenn das geschieht, fühle ich mich erfüllt, gekräftigt und lebendig.

Eine tiefere Verbindung mit dem Schmerz einzugehen verlangt nach einer Differenzierung, nach einer Denkweise, die über den Satz »aufhören, wann immer etwas schmerzhaft wird« hinausgeht. So bin ich anfangs immer vorgegangen. Es gibt natürlich den heilenden Schmerz, der mit der Öffnung von Körperregionen einhergeht, deren Muskeln jahrelang verkürzt waren. Das unbewusste Überschreiten der körperlichen Grenzen ist eine andere Qualität des Schmerzes. Und es gibt unzählige seelische Schmerzen, die während des Übens an die Oberfläche geschwemmt werden. Yoga als Weg zum Frieden verlangt, dass ich die verschiedenen Schmerztypen unterscheiden kann, sie wahrnehme und begreife, dass es für jeden Schmerz eine andere Lösung gibt.

Yoga hilft uns, eine Einheit zwischen Körper, Geist und Seele herzustellen, zwischen dem individuellen und dem universellen Selbst. Jeder, der lang genug Yoga praktiziert, wird immer wieder mit seinen Gefühlen konfrontiert werden, wenn er diese Einheit erreichen will. Wenn Gefühle und Emotionen in unserer Praxis an die Oberfläche kommen, können wir ihnen das erlauben und ihnen vermitteln, dass sie von uns akzeptiert werden. Wir müssen unsere jeweilige Übung nicht unterbrechen, sondern können lernen, »mit unseren Gefühlen *zu sein*«, eine ganz andere Dimension, als »in unsere Gefühle hineinzuspüren«. Mit unseren Gefühlen zu *sein* beinhaltet Selbstbeobachtung und das distanzierte Wahrnehmen der Gefühle mit Klarheit und Interesse. In die Gefühle hineinzuspüren bedeutet, die Perspektive zu ändern und zu erlauben, dass der Gemütszustand die Herrschaft über den Beobachtungsprozess übernimmt.

Wenn wir uns zum Beispiel traurig fühlen, dürfen wir unseren Tränen freien Lauf lassen, während wir unsere Haltungen üben, auf unseren Atem achten und unserem inneren Dialog lauschen. Wenn Ärger in uns aufsteigt, dann nehmen wir ihn wahr und achten dabei darauf, dass er sich nicht gegen uns selbst richtet und unsere Haltung hart macht oder dazu führt, dass wir uns überanstrengen.

Gefühle bergen sehr viel Energie. Unseren Gefühlen Aufmerksamkeit zu schenken ist ein direkter und lebendiger Weg, uns wertzuschätzen und den Friedensvertrag mit unserem Körper einzuhalten. Viele unserer kriegsorientierten Verhaltensweisen haben ihre Ursache in dem Versuch, uns gegen die Realität und das Leiden abzuschotten, egal, ob in einer persönlichen oder einer allgemeinen Situation. Die Gefühle, die wir nicht fühlen wollen, reichen von Verzweiflung bis Euphorie (ich glaube, dass Freude das am meisten unterdrückte Gefühl ist). Egal, um welches Gefühl es sich handelt oder woher es kommt, Yoga von innen nach außen zu üben verlangt von uns, authentisch mit diesen Gefühlen *zu sein.* Hatha-Yoga ist ein Weg, unsere Gefühle nicht nur zu beobachten, sondern zu lernen, sie in adäquater Weise zu äußern und wertzuschätzen. Es eignet sich deshalb so gut, weil diese Form des Yoga uns in unseren Körper und in die Präsenz im Hier und Jetzt führt und außerdem die Eigenschaft hat, den aufgestauten Gefühlen ein Ventil zu geben.

Wenn wir unseren Gefühlen in unserer Yogapraxis Raum geben und gleichzeitig mit der Intention üben, Frieden zu schließen, erweitern wir die Praxis über das rein Körperliche hinaus. Durch Hatha-Yoga ist es möglich, die Verbindung zwischen Körper, Geist und Seele als Einheit zu erfahren.

Der Seele Aufmerksamkeit schenken – das Menschliche am Göttlichen ausrichten

Ausrichtung findet auf mehreren Ebenen statt. Sie kann philosophisch, emotional, physisch und/oder intentional sein. Die optimale Ausrichtung kann womöglich den Unterschied zwischen Erfolg und Misserfolg des Übenden ausmachen. Wenn der Körper korrekt ausgerichtet ist, wird eine Asana eine Wohltat für den Körper sein und dazu beitragen, dass er gut funktioniert. Verletzungen können besser heilen, der Körper öffnet sich mehr und mehr, und der Übende kann auch komplexere Haltungen mit Anmut und Leichtigkeit einnehmen. Erfolg! Wenn wir jedoch nicht optimal ausgerichtet sind, wird sich der Zustand des Körpers mit der Zeit verschlechtern. Misserfolg!

Wenn der Körper beim Üben einer Asana am Augenblick ausgerichtet ist, wird der Geist klar. Wenn der Geist an der Intention ausgerichtet ist, kann er eine Veränderung der Geisteshaltung herbeiführen, anstatt ein Gedankenchaos zu fabrizieren. Erfolg! Wenn der Geist sich jedoch an der Schlafenden

Welt und ihren Normen ausrichtet, wenn der Geist durch den Blickwinkel der Welt und nicht durch den der spirituellen Arbeit betrachtet wird, sind wir im Krieg. Misserfolg!

Auf der spirituellen Ebene gibt uns das ausrichtungsbezogene Üben die Möglichkeit, uns am Göttlichen zu orientieren, an unserem spirituellen Lehrer oder Guru, und wir sind beim Üben von einem besonderen Geist durchdrungen. Diese Ausrichtung könnte man als *Mitschwingen* bezeichnen. Yoga in dieser Art zu praktizieren bedeutet, mit dem Göttlichen mitzuschwingen und wertzuschätzen, dass auch wir ein Teil des Göttlichen und in Frieden mit uns selbst sind. Erfolg! Das Göttliche zu negieren, mit Härte, Selbstkritik und Zwang zu üben, motiviert durch Eitelkeit, Ehrgeiz und Wettkampfdenken, führt uns nicht zu diesem Ziel. Dann sind wir im Krieg. Misserfolg!

Für einen langen Zeitraum war Yoga aus diesem Grund eine der wirkungsvollsten Waffen im Kampf mit meinem Körper. Durch exzessives Üben, zu kurze Ruhephasen und zwanghafte Konzentration auf meine Defizite setzte ich den Krieg gegen meinen Körper immer weiter fort. Den Gedanken der Göttlichkeit in eine auf den ersten Blick körperliche Praxis wie das Hatha-Yoga zu integrieren, das Göttliche zu mir einzuladen, verlangte anders zu üben, als meine Erfahrung es mir vorschrieb. Wenn meine Intention der Friede ist und mein Verständnis von Yoga impliziert, dass ich durch das Üben einige Schleier lüften kann, die mich daran hindern, zu spüren, dass die Gnade allgegenwärtig ist, darf ich nicht mit Härte und Zwang praktizieren. Mit spiritueller Ausrichtung Yoga zu üben bedeutet für mich, weich zu werden, zu entspannen und aufmerksam und voller Mitgefühl auf meinen Körper zu hören. Und das heißt, Yoga von innen nach außen zu praktizieren.

Wenn ich Yoga übe, dann nehme ich bewusst Kontakt zu meinem spirituellen Lehrer und durch ihn auch zu seinen Lehrern auf, die ihm das vermittelt haben, was mich durch meine Praxis führt. Ich verstehe das Üben als eine Zeit, in der ich seine Gedanken noch tiefer wahrnehmen kann. Ich weiß, dass dieses Geschenk allgegenwärtig ist, mich sanft einhüllt und ich Yoga dazu nutzen kann, mich seinen Gedanken immer weiter zu öffnen. In der gleichen Weise funktioniert auch das spirituelle Leben: Wenn wir an einer Lehre, einem Lehrer und/oder an Sanghas ausgerichtet sind, fließt unser Leben mit der allgegenwärtigen göttlichen Gnade mit. Wenn wir uns allerdings von dem eingeschlagenen Pfad wegbewegen, und sei es auch nur ein winziges Stück, kommt es zu unnötigem Leiden. Genau wie eine nicht korrekt ausgerichtete Asana schmerzhaft und eine optimal ausgerichtete Asana heilsam sein kann, wird ein Leben ohne spirituelle Ausrichtung Leid schaffen, während eine spirituelle Ausrichtung zu Freiheit und wahrem Glück führt.

Im spirituellen Leben sind wir aufgefordert, das Menschliche am Göttlichen auszurichten, das Weltliche mit dem Göttlichen zu vereinen. Durch Hatha-Yoga sind wir in der Lage, unseren Körper so auszurichten, dass wir sein gesamtes Potenzial ausschöpfen, unseren Geist an unserer Intention ausrichten und so zu unserer wahren Natur finden können. Wir verbinden uns im Fluss mit dem Göttlichen.

Kapitel 5

DAS HERZ ÖFFNEN: UNSERE WAHRE NATUR ENTDECKEN UND ZUM AUSDRUCK BRINGEN

Wenn wir mit dem Körper Frieden schließen, gelangen wir zu der Überzeugung, dass sich unser Wesenskern in einem Stadium befindet, das nach meinem Wertesystem »substanzielle Unschuld« genannt wird. In diesem Stadium manifestiert sich eine »naturgegebene Begeisterung« auf körperlicher, geistiger und emotionaler Ebene. Durch unser Sadhana richten wir uns an diesem Zustand aus und nicht an den Modellen und Idealen der Schlafenden Welt. Diese Vorstellung bedeutet, das instinktive Wissen des Körpers zu nutzen, denn der Körper ist aus sich heraus weise.

In vielen spirituellen Traditionen gibt es ein ähnliches Konzept. Arnaud Desjardins, ein *Advaita-Vedanta*-Lehrer, erinnert in seinen Schriften daran, dass »jedes einzelne Wesen Würde und Vornehmheit in sich trägt.« Chogyam Trungpa Rinpoche, ein tibetisch-buddhistischer Meditationsmeister nennt den gleichen Zustand »grundlegende Göttlichkeit« und sagt:

> Es ist nicht einfach eine willkürliche Idee, dass die Welt gut ist, sondern sie ist gut, weil wir sie als gut wahrnehmen. Wir können unsere Welt als gesund und offen, klar und echt erfahren, weil unsere Natur mit der Göttlichkeit der Situation einhergeht. Das Potenzial des Men-

schen für Intelligenz und Würde ist darauf eingestellt, den Glanz im blauen Himmel zu sehen, die Frische der grünen Wiesen und die Schönheit der Wälder und der Berge. Wir haben eine gute Verbindung mit der Realität, die uns aufwecken und das tiefe Gefühl des Wohlbefindens vermitteln kann.

Für viele unter uns, die in der Überzeugung erzogen worden sind, dass wir im Wesenskern mangelhaft und unwürdig sind, klingt es womöglich beängstigend, wenn wir über das Entdecken und das Leben mit unserer wahren Natur sprechen. Unsere Familien, unsere Lehrer und unsere Religion haben uns beigebracht, wie wertlos wir sind. Im Christentum lernen wir, dass wir als Sünder auf die Welt kommen. Wir werden mit der Erbsünde geboren. Daher ist es keine Überraschung, dass wir von diesem Ausgangspunkt aus eine zerstörerische Beziehung zu unserem Körper und unserem Selbst entwickeln. Mit der Grundannahme, dass wir als minderwertig oder unwürdig geboren werden, ist es logisch, dass man Entscheidungen trifft, die diese Überzeugung festigen.

Wenn wir beim Hatha-Yoga an unserer Intention ausgerichtet bleiben, mit dem Körper Frieden zu schließen, werden wir mit unserem Glauben an die Erbsünde konfrontiert, der nichts anderes ist als unser Irrglaube, vom Göttlichen getrennt zu sein. Wir werden unseren negativen Gedanken über uns selbst und andere begegnen, unseren destruktiven Denkmustern und den vielfältigen Entscheidungen, mit denen wir uns auf lange Sicht Gewalt antun. Wenn wir aber an unserer Intention festhalten, dann üben wir die Konzentration auf die Liebe statt auf unsere Neurosen. Wir werden die Schönheit unserer weit geöffneten Herzen entdecken, statt nur die Dämonen, die Dunkelheit und den Schmerz zu sehen. Im Umfeld von Größe und Gnade können wir unsere eigene Herrlichkeit entdecken, denn wir sind viel mehr als nur Schmerz, Leid und der Glaube, dass wir von einer höheren Macht und allen anderen Menschen getrennt sind.

Wenn wir Frieden mit unserem Körper schließen, dann nutzen wir das Wissen um unsere Güte, um den Mut aufzubringen, uns zu begegnen. Wenn wir verstehen, dass wir von Grund auf gut sind, dann können wir zu der Vorstellung der inneren Würde und Vornehmheit zurückkehren. Auch dann, wenn das, was in uns aufsteigt, schwer zu akzeptieren ist.

Das Sanskritwort für Glaube ist *shraddha*. *Shra* bedeutet Herz, und *ddha* könnte man mit Ort übersetzen. Glaube ist also der Ort, an den wir mit unserem Herzen gehen. Wenn unser Herz und unsere Aufmerksamkeit nach den Idealen der Schlafenden Welt streben, dann ist unser Glaube eine Konsummaschine, die uns zeigt, wer wir sind und was wichtig ist. Wenn wir unser Herz der naturgegebenen Unschuld, der Menschenwürde und der den Menschen innewohnenden Göttlichkeit anvertrauen, werden wir unseren Glauben in dem verankern, was wirklich ist. Dieser Glaube gibt uns Mut und wird uns auf unserer Reise nach innen unterstützen. Wir können tiefer eintauchen, in dem Wissen, dass wir es tun, um den Schatz zu finden, der unter der Oberfläche unserer Wahrnehmung liegt, und nicht einfach den Müllhaufen zu inventarisieren, der vielleicht darüber liegt.

Unter dem Müllhaufen aus Schmerz und Leiden liegt der Schatz unserer wahren Natur, aber der Abbauprozess, um zu dieser wertvollen Essenz unseres Seins zu gelangen, kann beschwerlich und voller Hindernisse sein. Diese Art von introspektiver Sadhana verlangt Hingabe, Geduld und Mut. Im Französischen haben das Wort *courage* ›Mut‹ und das Wort *cœur* ›Herz‹ die gleiche Wurzel. »Sich ein Herz fassen« bedeutet sich Mut machen. Und solange wir leben, schlägt unser Herz, und es ist zu vermuten, dass »sich ein Herz fassen« ein lebenslanger natürlicher Impuls ist. Genau dann, wenn wir unser Herz für alles öffnen, was uns in unserem Leben begegnet, dann erkennen wir unser wahres Selbst und finden darin einen Weg zum Göttlichen.

Für diejenigen unter uns, die Krieg gegen ihren Körper geführt haben, ist das Strahlen des Herzens oft durch einen Panzer aus Vorurteilen, Besessenheit und kriegsorientiertem Verhalten verdunkelt. Wer Frieden schließen will, muss den Panzer aufbrechen und die Verletzlichkeit des geöffneten Herzens in der ganzen Tiefe erleben. Regina Sara Ryan beschreibt das Öffnen des Herzens als ein »gefährliches Gebet«, denn wir werden damit konfrontiert, klar und deutlich die Realität zu erkennen. Und die Realität kann verstörend sein.

Sie schreibt:

> Unsere Intention, »gefährlich zu beten«, ist im Grunde genommen nichts anderes als unsere Bereitschaft, nicht unserem Wohlbefinden zu dienen, sondern einem höheren Zweck. Das kann den Effekt haben, unsere lange betäubten Nervenbahnen wiederzubeleben oder die Schutzmauern aus Eis und Schnee, die wir um unser Herz errichtet haben, schmelzen zu lassen. Langsam, aber unaufhaltsam erkennen wir mehr. Wir fühlen mehr. Wir beginnen uns zu verwandeln.
>
> Wir können nicht beten, jedenfalls nicht so, dass es wirklich gefährlich ist, wenn wir der Realität nicht ins Auge sehen. Und die Realität auf unserem Planeten ist verstörend und zerstörend. Als er die erste Wahrheit verkündete, sagte Buddha: »Alles Leben ist Leid.« Nicht nur

das Leben in Krankenhäusern. Nicht nur das Leben im Krieg. Nicht nur das Leben, in dem Paare geschieden werden und ihre Kinder als Waffen für ihren Hass benutzen. Nein, alles Leben. Immer … und keiner entkommt. Niemand.

Deshalb gibt es das Öffnen des Herzens, unser Eingangstor zum Göttlichen, auch nicht umsonst – wir müssen der Realität ins Auge sehen, und die Realität bedeutet Leid. Doch je mehr wir uns für die Realität des Leidens öffnen, desto mehr Liebe und Mitgefühl können wir für andere entwickeln. Wir können das eine nicht ohne das andere haben. Durch das geöffnete Herz kommen wir mit dem Leid in Kontakt, und durch die gleiche Offenheit kommen wir mit den Segnungen des Göttlichen in Kontakt. Ein Vers aus dem *Kularnava Tantra,* einem alten Sanskrittext, lautet: »Wenn wahre Jünger den Strom der Göttin Shakti tief in ihr Herz fließen lassen, werden sie gesegnet werden.«
Douglas Brooks erklärt dazu:

In dieser subtilen und scharfsinnigen Bemerkung bekommen wir einen ausdrucksstarken und umsetzbaren Einblick in den Kern der Yogapraxis: Der ernsthaft Übende, der Schüler, der aus tiefstem Herzen lernen will, erhält Zugang zur schöpferischen Energie, wenn er das Göttliche spürt, das in sein Herz geflossen ist. Wenn wir mit dem Strom der göttlichen Gnade, die durch unseren Körper, unseren Geist und unser Herz fließt, in Kontakt kommen, dürfen wir eine erweckende und freudige neue Lebenserfahrung machen. Der Yogi soll sein Herz öffnen, um das Geschenk der Gnade zu erfahren, die ganz natürlich durch sein Sein fließt. Ein geöffnetes Herz lässt uns die Präsenz des Göttlichen spüren.

Brooks erinnert uns daran, dass Yoga kein intellektueller Prozess ist. Es ist eine Liebesbeziehung, die im Herzen des ernsthaft Übenden ihren Anfang nimmt. Um Gnade und unseren eigenen Wert zu erfahren, müssen wir unser Herz öffnen. Wir sind von Natur aus gut. Wir sind es wert, Gnade zu erfahren. In der Tat ist unser wahres Selbst immer durchtränkt von dem Fluss der Gnade. Nur der Mythos der Trennung macht uns blind für diese Erkenntnis und die unmittelbare Erfahrung.
Interessanterweise kann man den *Kularnava-Tantra*-Text auch wie folgt verstehen: Wenn wahre Jünger den Strom der Göttin Shakti tief in ihr Herz fließen lassen, sind sie es wert, gesegnet zu werden.
Im Sanskrit sind »*wert*« und »*fähig*« das gleiche Wort, zwischen beiden Eigenschaften wird nicht unterschieden. In unserer Yogapraxis sollte es demnach nicht darum gehen, uns zu beweisen, dass wir wertvoll sind, und sie sollte uns auch nicht zu etwas verhelfen. In den Übungen geht es darum, zu entdecken, was in unserem natürlichen Zustand wirklich und wahrhaftig ist, fern von unseren Gefühlen und unserer Konditionierung und unseren psychologischen Strategien. Unser wahrer Wert ist nicht den Zwängen und Erwartungen der Schlafenden Welt ausgeliefert. Unsere Göttlichkeit wird von unserem Verhalten nicht einmal berührt. Unsere spirituelle Praxis erlaubt uns, über die falsche Selbstwahrnehmung hinauszusehen, und hilft uns, unsere Herzen für die Wahrheit des Augenblicks zu öffnen. Der Augenblick, der uns unsere Göttlichkeit enthüllt, in der unser Selbstwert und unsere Fähigkeiten sich zu einer Einheit verbinden. Das ist ein großes Versprechen, eine gute Nachricht.

Der Preis, den der mit offenem Herzen Übende zahlen muss, ist die Auseinandersetzung mit Leid und Schmerz. Der Satz »wir müssen unser Herz öffnen« klingt schön, einfach und harmonisch. Aber wie öffnet man sein Herz? Und zwar so weit, dass die Gnade sich dort niederlassen kann? Man sprengt es auf. Und niemand kann uns den Schmerz des brutalen Öffnens nehmen außer das Göttliche in uns. Was uns fähig und würdig macht, die Gnade zu empfangen, ist ein aufgesprengtes Herz. Meine Lehrerin hat es einmal »eine Wunde, die nur das Göttliche heilen kann« genannt. Regina Ryan erklärt uns, dass wir nur dann Mitgefühl empfinden können, wenn unser Herz wirklich ganz aufgebrochen ist.

Mit einem verschlossenen Herzen können wir den Schmerz der anderen nicht wahrnehmen. Sobald wir den Schmerz der anderen wie unseren eigenen fühlen, beginnt der Mythos der Trennung zu bröckeln. Mit einem weit geöffneten Herzen leben bedeutet, dass wir mit dem eins sind, was an die Oberfläche kommt, wenn das Herz nicht länger von dem Schmerz abgeschirmt wird, den wir tagtäglich spüren.

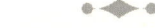

Lauras Geschichte

Solange ich denken kann, habe ich mich in meinem Körper unwohl gefühlt, als stimmte etwas nicht, als wäre er zu plump oder zu schwer. Mit neun war meine ganze rechte Seite ein halbes Jahr lang taub, ohne dass man eine organische Erklärung dafür finden konnte. Ich hatte schon immer das Gefühl, nicht richtig in meinem Körper zu sein. Lange Zeit fühlte ich mich zu satt, wenn ich aß, und zu hungrig, wenn ich nicht aß, ein konstantes Gefühl des »Missbehagens«. Als eine Art Selbstbehandlung wurde ich bulimisch, ich suchte nach einem Weg, mich in meinem Körper wohl zu fühlen.

Als ich neulich das Studio betrat – ich fühlte mich zu dick und schlampig und irgendwie deprimiert –, sagte jemand zu mir, ich sähe richtig schlank und anmutig aus. Mir wurde sofort klar, wie gestört mein Körperbild ist. Viele Monate lang war ich frei von diesen Vorurteilen, aber wenn sich in meinem Leben irgendetwas ändert, in meinen Beziehungen, der Karriere oder den Finanzen, dann fühlt sich mein Körper sofort wieder fett an. Ein zwanghaft gestörter Denkprozess, vielleicht auch eine Spätfolge meiner Essstörung. Ich habe das Gefühl, dass ich diesem Mechanismus nicht entkommen kann. Andere Süchtige fangen wieder an zu trinken und fallen in ihre alten Abhängigkeiten zurück. Ich fühle mich wieder fett, wenn ich mit Problemen konfrontiert werde und es mir emotional schlechtgeht.

Durch Yoga war ich in der Lage, meine Beziehung zum Essen und zu meiner Gesundheit zu verändern. Durch Yoga kam es zu einer Veränderung von innen. Ich entscheide jetzt bewusst, was und wie viel ich esse und wie viel Kaffee ich trinke, ja nach Gefühlszustand. Durch Yoga habe ich gelernt, meinen Körper bewusst und positiv wahrzunehmen. Es ist schön, den Körper wahrzunehmen, nachdem ich etwas Gutes gegessen habe. Ich mag das Gefühl, das sich in meinem Körper ausbreitet, nachdem ich eine herausfordernde Praxis gemacht habe oder Yoga direkt nach dem Aufwachen übe. Mein Körper fühlt sich lebendig an, und ich möchte ihn so ernähren, dass er das auch weiterhin tut.

Dass es im Yoga nicht um Perfektion, sondern um Fortschritt geht, ist mir sehr wichtig. Mein ganzes Leben drehte sich um Äußerlichkeiten, und Yoga soll keine Weiterführung davon sein.

Es spielt keine Rolle, wie perfekt ich die einzelnen Haltungen ausführe. Mein Ziel ist nicht, die perfekte Rückbeuge zu machen, sondern meinen Körper jeden Tag bewusst wahrnehmen zu können. Denn das brauche ich. An jedem neuen Tag brauche ich die Bestätigung, dass es okay ist, so wie ich bin. Dieses Gefühl hat mir in der Vergangenheit nie jemand vermittelt. Auch deshalb ist die Gemeinschaft der Yogis sehr wichtig für mich. Ich sehe mich um und weiß, dass wir alle miteinander verbunden sind.

Durch Yoga wurde ich geheilt. Ich habe gelernt, wer ich bin. Anstatt mir Sorgen über meinen Körper zu machen, fühle ich mich jetzt im Einklang mit ihm. Anstatt weiter in meiner Körperwahrnehmungsstörung zu verharren, versuche ich, in meinen Körper hineinzuspüren, seine Energie wahrzunehmen und ihn zu bewegen – und das ist ein unglaublich großes Geschenk. Mein Körper ist stärker als je zuvor. Er fühlt sich kraftvoll und vollständig an. Auf diese neue Art und Weise in meinem Körper zu sein führt ganz von selbst dazu, dass ich die Frage nach meinem äußeren Erscheinungsbild ungezwungener sehe. Mein Leben dreht sich nicht mehr darum, ob ich dick oder dünn bin. Es geht darum, ob ich mich vollständig fühle.

Mit dem Körper Frieden schließen heißt, dass wir nicht mehr wahllos alles in uns hineinstopfen und keine Kalorien zählen, um unser Herz zu betäuben beziehungsweise der Realität aus dem Weg zu gehen. Den Frieden zu leben verlangt, uns nicht von den bittersüßen Momenten des Alltags durch Gedanken an unseren Körper, an unsere Fehler und selbst an unsere guten Eigenschaften leiten zu lassen. Und ebenso wenig von den Bestrebungen, dem Ideal unserer Gesellschaft gerecht zu werden. Wir versuchen unseren Schmerz mit Tagträumen über die Zukunft zu heilen, in der wir »endlich abnehmen werden« und wieder »richtig fit sind« oder endlich eine herausfordernde neue Yogahaltung beherrschen.

Erst wenn das Herz so weit aufgebrochen ist, dass nur das Göttliche es wieder heilen kann, sind wir bereit, Gnade zu empfangen. Wenn wir unser Herz öffnen und Hatha-Yoga in der Weise praktizieren, dass wir uns an der Gnade ausrichten, dann können wir den Selbsthass in Selbstliebe verwandeln. Wir erkennen, dass das Aussehen unseres Körpers nicht die Quelle unseres Schmerzes ist. Unser psychischer Zustand ist nicht die Wurzel unseres Leids. Wir wissen, dass die Antworten der Schlafenden Welt auf diese Fragen nicht mehr länger unsere Antworten sind. Wir fangen an, uns an unsere wahre Natur zu erinnern und unsere Yogapraxis in einem neuen Licht zu sehen.

In diesem neuen Licht sind wir in der Lage, zu erkennen, dass die Haltungen, die wir lieben und voller Vertrauen üben, ziemlich nebensächlich sind. Was, wenn der Sinn des Hatha-Yoga einfach nur darin liegen würde, unsere eigene Größe zu enthüllen? Natürlich wird der Körper stärker und beweglicher, wenn wir Haltungen praktizieren, bei denen wir uns gut fühlen. Was aber, wenn diese Haltungen lediglich die Eingangstür in unser Inneres sind? Der Pfad, um die Qualität der Hingabe für uns zu nutzen? Als Hatha-Yoga-Übende können wir die Haltungen auf ähnliche Art und Weise benutzen wie ein Komponist die Musik oder ein Sternekoch das Essen – als kreatives Medium. Die Haltungen können unsere Werkzeuge für Erkundungen und Erlebnisse sein und uns die Gelegenheit geben, die Gnade zu erkennen, die darin sichtbar wird. Wenn wir unsere eigene Größe entdeckt haben, können wir das Göttliche in den anderen sehen und die Asanas benutzen, um die uns innewohnende Lebensfreude auszudrücken.

In diesem spirituellen Kontext können Asanas unsere Beziehung zu unserem Körper verändern und uns helfen, Frieden zu schließen und unsere Seele in ihrer Entwicklung zu unterstützen. Hatha-Yoga lehrt uns tief und ruhig zu atmen, wenn etwas zu intensiv wird. Weich zu werden, wenn wir hart sind, und stark zu werden, wenn wir schwach sind. Hatha-Yoga bringt uns bei, uns zu beugen, aufrecht zu bleiben, ein Ziel anzustreben oder Situationen zu akzeptieren, wie sie sind. Wir lernen Disziplin, Engagement, Ausdauer und die Fähigkeit, zu lernen und zu lehren. Die Ausrichtungsprinzipien und die Kontrolle des Atems, die den Asanas zugrunde liegen, geben uns durch das weit geöffnete Herz die Möglichkeit, unsere wahre Natur zu erkennen und die Tiefe und die gewaltige Kraft des Göttlichen zu erfahren.

Wir praktizieren nicht, um uns den Frieden zu verdienen oder uns für die Gewährung der Gnade zu qualifizieren. Wir sind bereits erleuchtet. Wir sind bereits mit Gnade beschenkt. Wir müssen uns nichts erarbeiten. Wir müssen einfach nur entdecken, uns erinnern und unsere Göttlichkeit leben. Auf diese Weise ist Hatha-Yoga kein körperliches Üben mehr, sondern eine spirituelle Handlung. Wenn mein Yoga spirituell ist, dann lehrt es mich, Frieden mit meinem Körper zu schließen, mein Herz ganz weit zu öffnen und den Fluss der Gnade zu empfangen.

Kapitel 6

AKZEPTIEREN, WAS »IST«

Akzeptieren heißt für mich, für die Impulse meines spirituellen Lehrers oder für alles, was uns das Göttliche schenken kann, offen zu bleiben und das Leben zu nehmen, wie es ist. Das bedeutet, unseren Lebenspartner so zu akzeptieren, wie er ist, genau wie unsere Schüler, unsere Eltern, unsere Kollegen, das Wetter und unseren Körper. Durch Selbstbeobachtung und Aufmerksamkeit verfeinern wir unsere Fähigkeit, genau hinzuschauen. Durch unsere Intention, Frieden zu schließen, und unsere Bereitschaft, unsere Intention an unseren Handlungen auszurichten, akzeptieren wir unseren Körper, wie er ist. Die Kunst, sich selbst zu akzeptieren, ist kein Geheimnis, dem wir plötzlich auf die Spur kommen. Wir fangen genau da an, wo wir gerade sind, oft bei Kleinigkeiten im Alltag oder bei eingefahrenen Verhaltensweisen.

Wie stark ich mich gegen die Realität auflehnte, weiß ich durch meine Schwester. Sie nahm an einem Yogaintensivworkshop bei einer indischen Meisterin teil, die den Teilnehmern erklärte, dass ein Yogalehrer niemals schwarze Gymnastikhosen tragen sollte, da seine Schüler auf diese Weise seine Beine und das Arbeiten der Muskeln nicht erkennen könnten.

Als ich das hörte, dachte ich: »Genau aus diesem Grund trage ich schwarze Gymnastikhosen – um meine Beine zu verstecken!« Im Kaschieren von »Figurproblemen« war ich Expertin: Am besten Schwarz tragen, um die Hüften und Oberschenkel schlanker erscheinen zu lassen, und Querstreifen auf jeden Fall vermeiden. In der Schlafenden Welt werden wir dazu ermuntert, alles zu verstecken, was nicht den Schönheitsidealen entspricht, auch wenn diese Ideale ganz und gar unrealistisch sind. Egal, ob das Übergewicht oder andere körperliche Defizite tatsächlich existieren oder nur als solche wahrgenommen werden. Wir umhüllen uns mit Deos und Parfüms und quetschen uns in körperformende Unterwäsche. Wir färben unsere Haare, wenn sie grau werden, und bleichen unsere Zähne, wenn sie nicht mehr strahlend weiß sind. Die Beispiele für diese Phänomene sind endlos. Wir verstecken permanent die Wahrheit vor uns und vor anderen. Wir kaschieren unseren Körper, damit wir »besser« aussehen, als wir es tatsächlich tun.

Im Kontext von Yoga und Erwachen erklärt uns nun eben diese Yogameisterin, dass wir sehen können müssen, was in den Beinen geschieht. Und dabei meint sie nicht das, was wir mit den schwarzen Gymnastikhosen verdecken wollen: Dehnungsstreifen, Cellulite, Fettpölsterchen, Sommersprossen, Pickel, Besenreißer, bleiche Haut oder Körperbehaarung. Es geht nicht darum, mit den Idealvorstellungen der Schlafenden Welt auf den Körper zu blicken, sondern darum, dass ihre Schüler die tiefere Wahrheit der korrekten Ausrichtung und der Muskelanspannung erkennen können, das Wesen des Hatha-Yoga.

Ich nahm mir ihren Rat zu Herzen. Ich begann Yoga-Shorts zu tragen. Meine Pumphosen, wie ich sie nenne, sind kurz, sitzen ziemlich tief und haben elastische Gummibänder am Ende – aus modischer Sicht ein No-Go. Aber für mein Sadhana sind sie optimal. Zum einen geben sie mehr Bewegungsfreiheit, man fühlt sich natürlicher und freier als mit Lycra- oder Spandexhosen. Und ich kann meine Gesäß- und Beinmuskeln besser wahrnehmen. Die Pumphosen schneiden nicht ein, kneifen nicht und liegen nicht so eng an, dass ich schmaler aussehe, als ich wirklich bin. Ohne hauteng Gymnastikhosen kann ich meine Beinmuskeln bewusster und präziser anspannen. Anders ausgedrückt sind Sadhana und spirituelles Leben die ideale Basis für größere Freiheit, weniger Einschränkung und vertiefte Sensibilität.

Zum anderen verbergen Shorts nur wenig. Meine Beine sind fast vollständig zu sehen. Die Dehnungsstreifen sind für alle gut erkennbar und erzählen die Geschichte meiner Kämpfe gegen meinen Körper, meiner Gewichtszunahme und meines exzessiven Essens. Meine Cellulite wird offen zur Schau gestellt. Außerdem bin ich nicht gebräunt. Alles, was in schwarzen Gymnastikhosen real ist, ist auch in Shorts real. Aber durch Shorts wird nichts versteckt. Durch das bewusste Präsentieren meines Körpers habe ich mich ein Stück weit von den Spielregeln der Schlafenden Welt befreit.

Als ich Shorts zu tragen begann, wurde ich immer wieder mit meiner Unsicherheit konfrontiert. »Du bist Yogalehrerin, du musst schlank und durchtrainiert aussehen«, beschwerte sich mein Unbewusstes. Ich fand eine geeignete Antwort: Ich bin Yogalehrerin und muss vor allem authentisch sein. Das ist die Realität meines Körpers, so sehe ich in diesem Moment aus. Ich habe kurze, stämmige Beine und blasse Haut. Ist das falsch? Schmälert das meine Kompetenz, meinen Schülern etwas zu vermitteln? Macht das meine eigene Übungspraxis weniger wertvoll?

Dieser Prozess war eine weitere Etappe auf dem Weg zum Frieden mit meinem Körper. Allein durch ein neues Kleidungsstück veränderte sich mein Körperbild. Frieden zu schließen ist kein intellektueller Prozess. Frieden schließt man dann, wenn man sich kontinuierlich mit seinen Glaubenssätzen konfrontiert und sich in kleinen Schritten an einer Intention ausrichtet, die größer ist als die eigene Konditionierung. Zu sagen, dass man Frieden schließen will, aber weiterhin die Augen vor der Realität zuzumachen, ist kontraproduktiv. Die Realität zu akzeptieren bedeutet, den Friedensvertrag mit dem Körper einzuhalten.

Authentisch zu sein und die Präsenz im Hier und Jetzt sind Grundlage vieler spiritueller Traditionen. Arnaud Desjardins, ein spiritueller Lehrer aus Frankreich, fordert uns eindringlich zu einer Praxis auf, die »ja« zum Leben sagt und erklärt, dass »die Basis immer das Hier und Jetzt ist, um die Ablehnung in Akzeptanz zu verwandeln«. Was auch immer wir ablehnen, limitiert uns und verbraucht unsere Energie, damit es in der Dunkelheit des Leugnens versteckt werden kann. Sobald es ans Licht kommt und akzeptiert wird, gibt es eine realistische Chance zur Veränderung.

Mit Hilfe des magischsten aller Worte, dem höchsten Mantra »Ja« erfahren wir durch alle Sinne Transformation: Durch die Ohren des »Ja« hören, mit den Augen des »Ja« sehen, mit der Nase des »Ja« riechen, mit dem »Ja« fühlen, das »Ja« auf der Zunge und im Rachen spüren. Jemand klopft an die Tür, du heißt ihn willkommen, du sagst »herein« oder »ja«. Sich der Öffnung zu verweigern ist das Gleiche, wie »nein« zu sagen.

Wir wurden nicht dazu erzogen, »ja« zu unserem Körper zu sagen, zu Spontaneität, Bewegung, Freude und Expansion. »Nein, du wirst dich an die Regeln halten, nicht erwachsen werden, dich nicht selbst verwirklichen.« Und mit der Zeit ist das »Nein« ein Teil des eigenen Lebens geworden. Gleichwohl geht das Leben weiter, und »ja« ist der Schwur, der uns zum Leben zurückführt. »Ja« ist ein magisches Wort. Auch »nein« ist ein magisches Wort, aber »nein« wird dich zerstören und »ja« wird dich retten.

Mit dem »Ja« schließen wir Frieden mit unserem Körper und erfahren unsere wahre Natur ohne Rechtfertigung, Scham oder Angst vor Zurückweisung. Auch Desjardins spiritueller Lehrer, der Inder Swami Prajnanpad, empfahl seinen Schülern, alles *willkommen zu heißen,* was auch immer im Hier und Jetzt auf sie zukommen würde. »Willkommen Wahrnehmung, willkommen Gefühl, willkommen Neues, willkommen Verstörendes.« Wenn wir alles willkommen heißen, was von innen und außen an uns herangetragen wird, leben wir im Augenblick. Unser Leben ist im Fluss, wenn wir uns so akzeptieren, wie wir das Leben akzeptieren, wie es in diesem Augenblick ist. John Friend gibt eine treffende Erklärung für das gleiche Gefühl, wenn er das aus dem Sanskrit stammende Wort *anusara* als »mit der Höheren Energie fließen« beschreibt.

Anusara bedeutet im Fluss zu sein, ja zu sagen! Und zwar zum ganzen Spektrum dieses wunderbaren Lebens. Es steht für die Entschlossenheit, alle Aspekte unseres Selbst anzuerkennen – die lichten wie die düsteren, die ganze Palette der Sinneseindrücke, Wahrnehmungen, Gefühle und Gedanken. Im Fluss zu sein bedeutet, alles, was uns begegnet, mit unserer ganzen Präsenz vorurteilsfrei anzunehmen. Dass wir uns liebevoll dem Hier und Jetzt öffnen, ohne anzuhaften oder etwas erzwingen zu wollen. Anusara akzeptiert die Welt so, wie sie ist, und uns, wie wir sind. Anusara begegnet allem mit Liebe.

Der Yogalehrer Sam Dworkis meint:

Das Ziel von Yoga ist nicht, die Beweglichkeit, die Kraft und die Ausdauer zu verbessern. Das Ziel sollte sein,

Aufmerksamkeit zu lernen für das, was ist. »Was ist« drückt das gegenwärtige Gefühl aus. »Was ist« bedeutet nicht, *zu versuchen,* die Hände auf den Boden zu bringen oder einen Handstand zu machen oder eine Rückbeuge oder irgendeine andere Yogahaltung zu praktizieren. Es bedeutet auf keinen Fall zu *versuchen,* den Körper wieder dahin zu bringen, wo er vorher einmal war oder wie er sich anfühlen *sollte.* Wenn wir anders sein sollten, als wir sind, dann wären wir anders. Eine sinnhafte Yogapraxis hat deshalb mit *versuchen* nichts zu tun, sondern mit sanftem Tun und mit *Sein.*

»Sanftes Tun und *Sein*« – das ist der Kern der spirituellen Praxis. Wir sind auf so vielfache Weise darauf konditioniert, aus der Aktualität zu flüchten, um Rettung in der Zukunft oder einer verklärten Träumerei in der Vergangenheit zu finden.

Dankbarkeit für das, was ist

Das Leben im Hier und Jetzt ist ein Geschenk des Göttlichen – die Gegenwart. Wie oft lehnen wir dieses Geschenk jedoch tagtäglich ab? Wir beschweren uns, vermeiden etwas oder versuchen zwanghaft, die Realität nach Lust und Laune zu verändern, anstatt einfach hinzunehmen, wie die Dinge eben sind. Wir denken an nichts anderes, als unser naturgegebenes Ich in etwas umzutauschen, was andere und wir selbst für besser halten. Wenn unser Körper nicht unseren Erwartungen entspricht, kritisieren wir ihn, verhüllen ihn und versuchen, unser Aussehen mit Diäten und exzessivem Sport zu optimieren. Wir lassen Teile unseres Körpers sogar von plastischer Chirurgie verändern, statt uns den Gefühlen von

Unterlegenheit und Unsicherheit zu stellen, die wir mit der aktuellen Situation verbinden.

Wenn wir die Denkmuster der Schlafenden Welt verlassen und ein spirituelles Leben führen, lernen wir, den Augenblick als Geschenk zu sehen, ihn so zu akzeptieren, wie er ist, mit allen Chancen und allen Herausforderungen. Wenn wir in diesem Moment anders sein sollten, dann wären wir es. Wenn das Leben anders sein sollte, dann wäre es anders. Wir nutzen unsere Yogapraxis dazu, wahrzunehmen, wer wir sind, anstatt uns das Hirn zu zermartern, wer wir sein sollten. Wenn wir unser Leben und unseren Körper akzeptieren und wenn unser Yoga diese Akzeptanz auch widerspiegelt, dann schließen wir Frieden. In der übertragenen Bedeutung richten wir uns am hinduistischen *prasad* aus, dem Austausch von Opfergaben.

Prasad kommt aus dem Sanskrit und bedeutet Barmherzigkeit. Als Prasad bezeichnet man die Speisen, die einer Gottheit geopfert und dann als Gottes Gabe wieder an die Gläubigen verteilt werden. Das Ritual der Verteilung des Prasad beinhaltet sinnbildlich auch das Darreichen eines Geschenks vom Yogapraktizierenden an den Lehrer, der seinerseits den Schüler beschenkt. Wenn wir uns selbst während des Übens als Prasad verschenken, erhalten wir dafür den gegenwärtigen Augenblick. Wenn wir aber die Gegenwart nicht akzeptieren können, dann lehnen wir ein Geschenk des Göttlichen ab. Wir verweigern uns dem Prasad. Stellen Sie sich vor, ein göttliches Wesen überreicht Ihnen ein Geschenk, und Sie sagen: »Nun ja, vielen Dank, aber ich hätte es lieber in einer anderen Farbe und einer anderen Größe. Könnte ich es vielleicht umtauschen? Das macht Ihnen doch sicher nichts aus, oder?« Wenn wir unseren Körper und unser Leben so akzeptieren, wie sie sind, vollenden wir den Prasad-Prozess. Akzeptieren heißt, das Geschenk anzunehmen, es zu öffnen, seine Potenziale auszuschöpfen und sich dafür zu bedanken.

Deborahs Geschichte

Meine Yogaschülerin Deborah ist stark übergewichtig und Diabetikerin. Ihr Gewicht ist ein Gesundheitsrisiko. Nachdem sie immer wieder versucht hat, ihr Gewicht mit Gewalt und gefährlichen Medikamenten zu reduzieren, findet sie allmählich heraus, dass der einzige Weg zu einer dauerhaften Veränderung ihres Körpers in der Akzeptanz der Situation liegt. Sie muss Frieden schließen. Hatha-Yoga ist dabei ein wichtiger Baustein.

Vor einigen Jahren habe ich durch eisernes Training ziemlich viel Gewicht verloren, fast dreißig Kilo. Und ich tat es ziemlich blauäugig, ohne Anleitung und ohne Erfahrung. Noch nie zuvor hatte ich Gewichte gestemmt oder eine athletische Figur gehabt. Deshalb tappte ich auch in alle denkbaren Fallen, in die besessen trainierende Menschen tappen können. Anstatt danach offener und lockerer mit meinem Mann und meinen Freunden umzugehen, umgab ich mich mit einem schützenden Panzer, obwohl ich mein Ziel erreicht hatte und viel besser aussah.

Das exzessive Training und die fehlende Körperwahrnehmung hatten zur Folge, dass sich meine Gelenke entzündeten, so dass ich lange Zeit gar nicht trainieren, ja nicht einmal richtig laufen konnte. Danach nahm ich wieder zu, Kilo für Kilo, unaufhaltsam, ein ernüchternder Prozess.

Vor etwa einem Jahr begann ich mit Yoga, weil das für mich

damals die einzig vorstellbare Bewegung war. Alle anderen Schüler waren um die siebzig, und wir praktizierten sehr einfach. Aber das störte mich nicht. Ich war einfach nur dankbar und glücklich, dass ich meinen Körper wieder bewegen konnte und dass mich jemand anleitete, so zu üben, dass es mir guttat. Yoga war die Grundlage, wieder anderen Sport treiben zu können, wie zum Beispiel Aerobic oder Hanteltraining, aber dieses Mal aus einer komplett anderen Perspektive. Ich übe jetzt so, dass ich gesund bleibe. Es geht nicht um Eitelkeit und nicht darum, voller Stolz in den Spiegel zu sehen. Es geht um meine Gesundheit. Ich möchte nicht in fünf Jahren Insulin gegen meinen Diabetes spritzen müssen. Ich möchte, dass mein Blutdruck sinkt. Ich liebe mein Leben, ich will leben und nicht sterben.

Es ist höchste Zeit. Wenn ich den Menschen um mich herum das geben will, was mir wichtig ist, dann muss ich noch eine ganze Weile leben und auf meinen Körper achten. Es ist eine existenzielle Frage, eine Frage von Leben und Tod. Ich habe mich für das Leben entschieden.

Deborah hat sich für das Leben entschieden, weil sie sich schonungslos klargemacht hat, wie leicht sie sterben kann. Ihr Entschluss, Frieden zu schließen, basiert auf der Erkenntnis, welch selbstzerstörerischen Krieg sie einen Großteil ihres Lebens gegen ihren Körper geführt hat. Und obwohl ihre Probleme noch lange nicht gelöst sind, hat Deborah mit ihrer Herangehensweise Frieden geschlossen. Sie beschreibt sich selbst als jemand, der sich durchwurstelt. Obwohl ihr Weg zum Frieden mit sich selbst beschwerlich und mühsam ist, hat sie akzeptiert, dass sie zur Kategorie Mensch gehört, die sich eine ganze Weile lang durchwursteln muss.

●◆●

Dieses Beispiel sollte nicht dazu benutzt werden, überkommene Denk- und Verhaltensmuster zu rechtfertigen. Nachhaltige Veränderung entsteht durch bedingungslose Akzeptanz des Ortes, an dem wir gerade sind, genau in diesem Augenblick. Wir planen zum Beispiel eine Reise von Kalifornien nach New York. Straßenkarten helfen uns nur dann, wenn wir genau wissen, dass unser Ausgangspunkt Kalifornien ist. Würden wir so tun, als ob wir uns in Vermont befinden, und unsere Reise von dort aus planen, dann verfahren wir uns mit Sicherheit. Die Straßenschilder wären uns keine Hilfe, die Richtungspfeile würden uns fehlleiten, und wir wüssten nie, wo der nächste Rasthof oder die nächste Tankstelle ist. Um die geplante Reise erfolgreich vorbereiten zu können, müssen wir unseren Ausgangspunkt akzeptieren.

Wenn wir die Absicht haben, mit unserem Körper Frieden zu schließen, aber nicht klar erkennen, welchen Krieg wir überhaupt führen, werden unsere Bemühungen von Anfang an durchkreuzt werden. Manchmal zeigt uns eine ehrliche Bestandsaufnahme, dass es nötig ist, gewisse Dinge zu ändern, die einer veränderten Körperwahrnehmung im Weg stehen. Aber solche Maßnahmen bedeuten nicht, dass wir unseren Körper in diesem gegenwärtigen Augenblick nicht akzeptieren.

Darum geht es

Wie auch immer unser eigener Friedensprozess aussieht, wir können sicher sein, dass wir uns erst akzeptieren müssen, bevor wir eine nachhaltige Veränderung in unserem Aussehen und unserem Verhalten herbeiführen können. Als ich meinen Lehrer Lee einmal gefragt habe, wie eine gesunde Körperbeziehung aussieht, antwortete er: Im Vordergrund steht die Akzeptanz, den Körper so zu nehmen, wie er ist.

John Friend sieht das ähnlich:

> Eines der Elemente eines gesunden Körperbildes ist die realistische Selbsteinschätzung. Wenn Sie sehr dünn oder stark übergewichtig sind, dann sollten Sie nicht sagen: »Bei mir ist alles bestens.« Sie könnten stattdessen sagen: »Ich bin ziemlich dünn«, oder: »Ich bin ziemlich dick«, und trotzdem in dieser Realität etwas Gutes sehen. Die Akzeptanz des Istzustands ist der erste Schritt. Und das ist gar nicht so einfach, denn auch wenn Sie glauben, sich bewusst wahrzunehmen, ist es durchaus möglich, dass das gar nicht stimmt. Aber wir versuchen es wenigstens, so gut wir dazu in der Lage sind.
>
> Das Gute zu suchen und bewusst wahrzunehmen ist Grundvoraussetzung dafür, dass man sich so annimmt, wie man ist, und akzeptiert, dass alle Menschen verschieden sind. Wie in einem Garten. In einem schönen Garten wachsen viele verschiedene Blumen. Jede sieht anders aus. Die Freiheit des Göttlichen offenbart sich gerade in dieser Vielfalt.
>
> Ein weiteres zentrales Element des Körperbilds ist die Intention, sich so schön und fit wie möglich zu präsentieren. Wer sich ungesund ernährt und zu wenig bewegt und dann trotzdem sagt: »Bei mir ist alles bestens«, betrügt sich meiner Meinung nach selbst. Das ist kein gesundes Körperbild, sondern überdeckt die eigene Fehleinschätzung. Wenn Sie jedoch ausgewogen essen, regelmäßig praktizieren und immer noch rundlich oder sogar übergewichtig sind und dann sagen: »Ich gebe mein Bestes«, dann haben Sie ein gesundes Körperbild. Sie ver-

suchen sich auszurichten und so gesund wie möglich zu leben. Sie geben Ihr Bestes und lassen schließlich los: die Situation ist, wie sie ist. Darum geht es.

Ironischerweise kommt es häufig dann zu einer Veränderung, wenn wir eine eigentlich nicht hinnehmbare Situation akzeptieren. Aber diese Einsicht muss echt und authentisch sein. Oft geben wir nämlich nur vor, etwas zu akzeptieren, indem wir uns sagen: »Wenn ich diese Situation hinnehme, dann wird sie sich verändern.«
Aber es gibt keine Tricks oder Abkürzungen, wenn es um Akzeptanz geht. Akzeptanz bedeutet, dass wir mit der Situation so im Einklang sind, dass wir für immer mit ihr leben könnten. Vielleicht nehmen wir nie ab, können nie frei im Handstand stehen oder im Lotussitz sitzen, unser Partner wird nie zum richtigen Zeitpunkt den Abwasch machen und unser Kind niemals gut in der Schule sein. Manchmal können wir in einer herausfordernden Situation nichts anderes tun, als zu akzeptieren, dass wir sie nicht ändern können. Uns ganz und gar anzunehmen ist das größte Geschenk, das wir uns selbst machen können. Und Selbstliebe ist einer der Kernpunkte im Friedensprozess mit dem eigenen Körper.
John Friend fährt fort:

Im Kern der Akzeptanz stehen Selbstliebe und Wertschätzung. Wenn wir uns selbst Liebe schenken können, dann verändert sich die Geisteshaltung und der Heilungsprozess wird beschleunigt. Meiner Meinung nach sollte das die Wurzel jeder spirituellen Arbeit sein: Wertschätzung und Selbstliebe. Wenn wir uns auf dieser Basis akzeptieren können, beginnen wir uns zu öffnen. Wir können uns anderen gegenüber öffnen und in jeder Situation etwas Schönes erkennen. Das Leben sieht mit einem Mal heller aus.

Im hellen Licht der Akzeptanz mit weit geöffneten Herzen beginnen wir die Ausrichtung im Hatha-Yoga als Selbstbeobachtung, aber auch als Wertschätzung zu üben. Wenn wir lernen, aufmerksam den Körper, den Geist und die Seele auszurichten, lernen wir uns zu akzeptieren, wie wir sind, unseren Körper und unser Leben. Indem wir immer wieder üben, in allen Lebenslagen wertzuschätzen, »was ist«, ist unser Yoga durchdrungen von Objektivität, Fähigkeit zur Selbstkritik, Liebe und Frieden.

Kapitel 7

HATHA-YOGA ALS WEG
ZUR SPIRITUALITÄT

Yogamagazine, Werbung für Yogaprodukte, Yoga-Workshops, kurz gesagt, die *Yogaindustrie,* verkaufen die Schönheitsideale der Schlafenden Welt. Die Frauen sind wohlproportioniert und makellos, Vorzeigeexemplare für Gesundheit und spirituelle Entwicklung. Die Männer sind stark und muskulös und sehen nach gesellschaftlichen Maßstäben »gut aus«. Yoga wird heute mit den gleichen Versprechungen verkauft wie Aerobic-Kurse und Workout-Videos: Gewichtsreduzierung, schmale Hüften, flacher Bauch und ein strammer Hintern. Selbst wenig körperbezogene Begriffe wie Gelassenheit, Entspannung und Bewusstseinserweiterung werden oft zur Profitsteigerung genutzt. So lockt ein Yogalehrerkurs potenzielle Interessenten mit dem Slogan »Lerne, Seelen zu befreien«. Oder ein Bikram-Studio, bekannt für sein körperbetontes, athletisches Yoga, wirbt mit dem Versprechen »Ein knackiger Hintern dank Bikram-Yoga«.

Sobald wir zulassen, dass unser Sadhana, unsere spirituelle Praxis, von der Kommerzialisierung des Yoga durch die Schlafende Welt bestimmt wird, führen wir den Krieg gegen unseren Körper mit Hilfe von Yoga weiter. Kurse, in denen es vor allem um Muskelaufbau, Gewichtsreduzierung, Selbstkritik oder um die Optimierung des Körpers geht, statt um das Akzeptieren des Istzustands, sind ein Teil dieses Krieges. Wenn wir Yoga üben und dabei in einen Dialog mit uns kommen, der von negativen und entmutigenden Gefühlen, von Vergleichen und Urteilen bestimmt ist, dann brechen wir den Friedensvertrag. Hatha-Yoga als Friedensangebot zu praktizieren heißt, eine klassische philosophische Lehre in einer objektiven, von gesellschaftlichen Zwängen befreiten Form kennenzulernen, ohne dass der Krieg mit dem Körper an erster Stelle steht.

Objektiv ist eine Yogapraxis dann, wenn ihr die Möglichkeit einer echten Transformation innewohnt. Wenn wir objektiv praktizieren, können wir die Wahrheit, die Realität, das Universelle entdecken und vermitteln. Eine objektive Yogapraxis beinhaltet verschiedene Meditationsformen, Mantras, zeremonielle Tänze und rituelle Künste wie Sandmandalas oder Thangka-Malerei. Georg Feuerstein, ein renommierter westlicher Yogaphilosoph, führt aus: »Hatha-Yoga wurde zum Zweck der völligen Befreiung entwickelt und sollte auch so praktiziert werden.«

Die Ursprungsidee der Hatha-Yoga-Praxis war, den Menschen von einem egozentrischen zu einem göttlich-zentrierten Wesen zu verwandeln. In seiner archaischsten Form war Yoga die Kombination aus ritueller Verehrung und Meditation, mit dem Ziel, die Tore zum himmlischen Königreich und darüber hinaus aufzustoßen. Der Begriff Yoga kommt aus dem Sanskrit. Dort bedeutet das Wort *yui* Vereinigung oder Integration. Auf der spirituellen Ebene bedeutet es die Vereinigung des individuellen Selbst mit dem universellen Selbst. Für den irdischen Menschen geht es um die Vereinigung von Physis und Psyche, von Körper, Geist und Intellekt, die in ein ganzheitliches, zielgerichtetes, nützliches und großmütiges Leben mündet.

Je nach Intention des Übenden kann Hatha-Yoga Hingabe an das Selbst und das Göttliche sein oder eine weitere Möglichkeit für das Ego, den Mythos seiner Existenz und seiner Wichtigkeit zu stärken. Um die Grundphilosophie des Hatha-Yoga erfassen zu können, müssen wir ernsthaft üben. Wir müssen uns darüber im Klaren sein, ob wir lediglich Haltungen einnehmen oder ernsthaft praktizieren wollen. Und eine ernsthafte Praxis beginnt mit einer Intention.

Natürlich sind nicht alle durch die weltweite Verbreitung des Yoga entstandenen Variationen schlecht und falsch. Oft wird Yoga in Vereinen unterrichtet oder in Seminaren praktiziert, in denen es um Stressmanagement für Führungskräfte oder um Rückenbeschwerden geht. Ich kritisiere niemanden, der Yoga einfach als eine weitere Methode betreibt oder lehrt, um den Körper fit und gesund zu halten. Yoga als rein körperliche Übung hat viele positive Effekte. Den Körper stärker und elastischer zu machen gibt vielen Menschen die Möglichkeit, sich physisch und psychisch besser zu fühlen. Ich habe einige Schüler, deren primäres Ziel die körperliche Fitness und die optimale Gesundheit ist, sie haben nur geringes Interesse an der Yogaphilosophie, singen keine Mantras und meditieren nicht oder nur halbherzig. Sie werden auch keine Beziehung zu einem Guru oder einem spirituellen Lehrer eingehen. Aber sie üben mit Freude und Hingabe Yoga und profitieren von den Asanas und der Gemeinschaft mit den anderen.

Es ist ein großes Glück, dass Hatha-Yoga immer und überall geübt werden kann, auch ich habe von der ständig wachsenden Popularität sehr profitiert. Viele Menschen, die beispielsweise niemals einen Ashram betreten hätten, um Hatha-Yoga zu üben, erhielten durch die Popularität des modernen Yoga die Möglichkeit, sich mit Yoga vertraut zu machen. Ich schätze die breite Angebotspalette, die diversen Hilfsmittel, die Bücher und Zeitschriften, das vielfältige Angebot an Yogabekleidung, einfach alles, was für unsere Praxis zur Verfügung steht und uns unterstützt. Wichtig ist, immer daran zu denken, dass Hatha-Yoga im Ursprung eine spirituelle Praxis ist und nicht etwa ein Wettkampf, eine Modenschau, eine Geschäftsidee oder ein Buhlen um Popularität. Je mehr Statussymbole, Glamour und Schnickschnack unsere Yogapraxis beeinflussen, desto größer ist die Gefahr, den Fokus auf das Wesentliche zu verlieren.

Wenn Yoga der Schritt hin zum Frieden mit unserem Körper und zur Wandlung unseres Lebens sein soll, müssen wir tiefer in die Möglichkeiten eindringen, die uns die Übungspraxis bietet. Wir müssen der Ganzheitlichkeit des Hatha-Yoga gerecht werden. In unseren Eitelkeiten, Unsicherheiten und Perfektionsbestrebungen, in der wachsenden Zahl stark übergewichtiger oder essgestörter Menschen und stressbedingter Krankheiten, in all dem spiegelt sich die spirituelle Leere unserer Kultur und unser Anhaften an den Idealen der Schlafenden Welt wider. Da wir es mit einem spirituellen Problem zu tun haben, muss auch die Lösung zwangsläufig spirituell sein. Yoga zu üben, ohne seine spirituellen Wurzeln wertzuschätzen und sich nicht an seinem wahrhaften Kontext auszurichten, führt nicht zu nachhaltigen Veränderungen.

Hingabe versus Perfektion

Nach einigen stressigen Monaten im Coffeeshop, den ich gemeinsam mit meinem Mann betrieb, kam ich eines Abends völlig entkräftet nach Hause und wäre am liebsten in Tränen ausgebrochen. Ich rief ein Mitglied meiner spirituellen Gemeinschaft an und bat um Unterstützung. Sie war schon lange dabei und hörte geduldig zu, während ich darüber jammerte, wie schlecht ich mit Stress umgehen kann, wie unfreundlich ich zu den Kunden gewesen bin, was für eine schlechte Chefin und vor allem, was für eine spirituelle Versagerin ich war. Als ich zwischendurch eine Pause machte, sagte sie: »Spirituelle Arbeit bedeutet nicht, sich um Perfektion zu bemühen. Es geht doch vielmehr darum, sich hingeben zu können, oder?« Ich war schockiert. Ich glaube nicht, dass mein Verstand wirklich begriff, was sie sagte, mein Herz aber schon. Ich begann darüber nachzudenken, wie ich in all den Jahren der Therapie, des therapeutischen Übens und der Yogapraxis nach Perfektion gestrebt hatte, mit dem Ziel, von anderen geliebt zu werden. Ich hatte mir eingebildet, dass ich nur lange genug an mir arbeiten müsste, um meine Neurosen oder meine negativen Persönlichkeitsmerkmale ablegen zu können. Und sie sagte nun am Telefon, dass ein solcher Idealzustand gar nicht das Ziel sei. Es ginge stattdessen ums Loslassen, um Hingabe, falls es überhaupt um ein Ziel geht, wenn die Weisheit des Göttlichen im Spiel ist.

Sie schlug vor, dass ich Mitgefühl für mich selbst entwickeln und einfach noch mal von vorne beginnen sollte. Mich nicht weiter für mein Verhalten in der Vergangenheit zu verurteilen, weniger kritisch mit mir umzugehen und mich und meinen Körper mit versöhnlichen Augen zu sehen. Selbstbeobachtung sollte keine Waffe sein.

Seit diesem Gespräch habe ich meinen spirituellen Lehrer oft darüber sprechen hören, wie viel wertvolle Energie durch das Bemühen, seine negativen Charakterzüge loszuwerden, verschwendet wird. Stattdessen sollten wir anstreben, unsere Persönlichkeit so zu steuern, dass sie uns nicht daran hindert, Beziehungen zu pflegen, sinnvolle Arbeit zu leisten oder das Leben zu nehmen, wie es ist. Auch Freud sagte bereits, Ziel der Psychotherapie sei, dass der Patient lieben und arbeiten könnte. Aus psychologischer Sicht sei Perfektion nicht das erstrebenswerte Ziel einer Psychotherapie.

Gleiches gilt für die spirituelle Praxis. Auch hier geht es um die Fähigkeit zu lieben und zu arbeiten. Liebe bedeutet in diesem Kontext, sich dem Guru oder dem Göttlichen hinzugeben, sich der höheren Macht in einer Weise zu opfern, dass unsere Ängste unser Herz nicht daran hindern, den richtigen Weg einzuschlagen. Die Liebe erfüllt sich in der Erfahrung des gegenwärtigen Moments, genau wie er hier und jetzt ist. Arbeit bedeutet, sich den bisweilen qualvollen Anforderungen des Alltags zu stellen und die ganze Kraft in die Dienste der selbstlosen Hilfe und der Linderung des Leidens anderer zu stellen, selbst wenn die eigenen Bedürfnisse nicht erfüllt werden. Arbeit und Liebe können manchmal sogar bedeuten, nicht *unser* eigenes Leben zu leben, sondern unser Leben dem Göttlichen zur Verfügung zu stellen. Um dergestalt lieben und arbeiten zu können, müssen wir uns hingeben und nicht nach Perfektion streben.

◆

Anne-Maries Geschichte

Anne-Marie hat Philosophie und Vergleichende Religionswissenschaften studiert. Anfangs suchte sie durch Yoga lediglich Entspannung und wollte sich eine Pause von ihrem intellektuell anstrengenden Alltag gönnen. Durch das Kaya Sadhana des Hatha-Yoga kamen sich nicht nur Körper, Geist und Seele näher, auch ihr langer Kampf gegen den eigenen Körper bekam eine andere Dimension, mit der Hoffnung auf Veränderung.

Seit ich neun oder zehn war, wurde mir immer wieder eingeredet, dass ich zu dick sei und Diätlimonade trinken und weniger essen sollte. Rückblickend glaube ich nicht, dass ich wirklich übergewichtig war, aber ich lebte, als ob es so wäre, oder zumindest, als sei Übergewicht eine permanente Gefahr für mich. Da ich in der Tat gerne aß, ärgerte ich mich über meinen Körper, der mir verbot, alles zu essen, was ich wollte. Als ich älter wurde, verinnerlichte ich die Signale meiner Familie und der Gesellschaft, wonach ich schlank und hübsch sein sollte. Zwanghaft versuchte ich dieses Ideal zu erreichen und entwickelte Essstörungen. Zeitweise war ich extrem untergewichtig, nahm mich aber nie als zu dünn wahr. Zu keinem Zeitpunkt war ich mit meinem Körper zufrieden, immer fühlte er sich falsch an. Obwohl ich viel Sport trieb, war ich nie wirklich gut, mit der Folge, dass ich mich nie stark oder schnell genug fühlte.

Yoga veränderte mein Körperbild in der Weise, dass ich nicht mehr auf das achtete, was ich nicht konnte, sondern auf das, was ich konnte. Ich glaube, dass Yoga mich ausgeglichener und spiritueller gemacht hat, ich habe weniger Angst und nehme banale Dinge nicht mehr so wichtig. Außerdem war ich dank Yoga in der Lage, gewisse negative Gefühle zu überwinden, und mir gelang es, die Weigerung, in mich hineinzuspüren, abzulegen. Die Bedeutung des gegenwärtigen Augenblicks im Hatha-Yoga, die Meditation, Pranayama (Atemübungen) und die Fokussierung auf Ausrichtung und Präzision faszinierten mich auch auf intellektueller Ebene, mit der Konsequenz, dass ich begann, meinen Körper objektiver zu sehen. Manchmal wünsche ich mir, dass ich schnellere Fortschritte beim Padmasana, dem Lotussitz, gemacht hätte, aber Yoga lehrt mich, dass solchen Wünschen Konkurrenzdenken und fehlende Selbstakzeptanz zugrunde liegen. Ich tue mein Bestes und bin präsent.

Wenn ich die Körper anderer Menschen durch Yoga-Augen betrachte, dann erscheint mir ein überschlanker oder muskelbepackter Körper limitiert oder unnatürlich. Unterschiedlich proportionierte Körper zu beobachten, die beim Yoga alle die gleiche Haltung einnehmen, löst Gefühle von Demut und Bescheidenheit aus. Zu sehen, wie andere Menschen mit ihren Körperproblemen, Ängsten und Unzulänglichkeiten umgehen, hilft mir, die Abneigung gegen meinen eigenen Körper zu relativieren. Ich bin nicht allein. Die Yogaschule meiner Lehrerin ist keines dieser »Yoga-zum-Abnehmen«-Studios, es ist eine Wohlfühloase für mich.

●—◆—●

Wenn ich die Philosophie des Loslassens in meine Yogapraxis integriere, dann richte ich mich am Frieden mit meinem Körper aus. Natürlich besteht auch die Gefahr, durch Hatha-Yoga den Samen des Perfektionsstrebens und der ständigen Unzufriedenheit zu säen. Asanas lassen sich endlos modifizieren, Gleiches gilt auch für viele andere Aspekte von Sadhana. Yogalehrer erklären uns, dass sie ihre Muskeln in die eine und ihre Haut in die andere Richtung bewegen können. Sie können Bewegungen bis in die Haarwurzeln spüren. Sie sind in der Lage, den Atem zu kontrollieren, manche können sogar ihren Herzschlag aussetzen und wieder einsetzen lassen. Das Üben ist ein nie endender Prozess. Selbst wenn wir lernen, den allerletzten Atemzug unseres Lebens bewusst zu vollziehen, wenn unser physischer Körper sich verabschiedet, werden wir einfach in das nächste Praxisstadium transportiert. Perfektion ist jedoch unerreichbar. Es ist eine große Erleichterung zu begreifen, dass Perfektion nicht das Ziel ist.

E. J. Gold, einer der Lehrer des »Vierten Weges« sagt, dass wir uns am Ende unseres Lebens, wenn wir auf dem Totenbett liegen, nicht an die unzähligen Gedanken erinnern werden, die unseren Kopf heute bevölkern, die Höhe- und die Tiefpunkte unserer Existenz. Stattdessen werden wir aufgefordert, darüber nachzudenken, wie gut wir gelebt und geliebt haben:

Wenn wir auf dem Totenbett liegen, werden wir feststellen, dass das Einzige, was uns noch bleibt, unser Atem ist, Gottes Liebe für uns und unsere Liebe für Gott und das, für das wir wirklich und mit unserem ganzen Wesen gearbeitet haben. Alle drängenden Pflichten und aller Ehrgeiz werden in diesem Moment als das erkannt, was sie wirklich sind – wertlos. Der Tod hat eine besondere Form der Realität und bringt uns an einen Punkt, an dem wir plötzlich feststellen, was wirklich wertvoll und wichtig für uns ist.

In diesem Moment denken wir nicht mehr an die Ideale der Schlafenden Welt, an unseren Körper, an die Perfektion unserer Asanas oder überhaupt an Perfektion. Die unzähligen Rückbeugen, die ich geübt habe, oder mein mehr oder weniger dünner Körper werden dann keine Rolle mehr spielen. Ich wünsche mir, dass meine Yogapraxis in mir Qualitäten wie Urteilsvermögen, Selbstbeobachtung, Großherzigkeit, Mut, Engagement und Hingabe kultiviert und eine größere Fähigkeit zu lieben ermöglicht. Wenn ich dann mein Leben Revue passieren lasse, werde ich hoffentlich erkennen, dass diese Werte zu liebevollen Beziehungen und hilfreichen Projekten geführt haben. Die Akzeptanz, dass ich bin, wie ich bin, und mein Körper ist, wie er ist, in anderen Worten, das Friedenschließen, das Yogapraktizieren von innen nach außen, hat hoffentlich dazu geführt, dass mein Körper ein anderer ist, ein »Körper der Arbeit«, durch den ich dem Göttlichen dienen kann. Der »Körper der Arbeit« wird unseren physischen Tod überdauern und ist letztendlich viel wichtiger für unser spirituelles Wachstum als der physische Körper. Genauso wichtig wie der Frieden mit unserem Körper ist unser persönliches Wachstum, der Entwicklungsprozess sollte jedoch keine Obsession und auch kein Zwang werden. Das Ende des Krieges macht es leichter, eine größere Aufmerksamkeit dafür zu entwickeln, dass wir unsere Energie nicht für formale Regeln, Ideale und vorgegebene Normen vergeuden.

Lee Lozowick:

> Was ist unser Körper denn eigentlich mehr als ein Sack voller Scheiße, Eiter und Schleim? Mit achtzig werden manche herausfinden, woraus unser Körper tatsächlich besteht. Jeder, der bereits mit Sterbenden zu tun gehabt hat, weiß das – er ist sterblich. Und er verwest. Manchmal von innen nach außen, manchmal auch umgekehrt. Es kommt darauf an, an welcher Art von Verwesung man erkrankt ist. Falls es überhaupt eine Krankheit ist, dass man altert. Der Körper ist nur der Körper. Und man braucht ein wenig visionären Weitblick – es ist nur der Körper, und der wird irgendwann gehen.

Diese Erkenntnis wird zwar nicht in sanfte Worte verpackt, sie erinnert uns aber eindringlich daran, dass wir uns in einem Friedensprozess mit unserem Körper befinden und uns vom Selbsthass lösen und unsere Aufmerksamkeit auf das Göttliche richten können. Obwohl unser grobstofflicher Körper irgendwann vergangen sein wird, meint Lee Lozowick, dass nach dem Tod des physischen Körpers unsere feinstoffliche Hülle noch lebendig ist. In unserem Sadhana-Prozess sollten wir dem Nähren unserer feinstofflichen Hülle zumindest ebenso viel Aufmerksamkeit schenken wie dem Nähren unseres physischen Körpers.

Hatha-Yoga mit einer zielführenden Intention gibt uns eine großartige Möglichkeit, den feinstofflichen Körper zu nähren, genauso wie wir in unserem Sadhana den physischen Körper versorgen. In diesem Buch geht es um die Praxis des Hatha-Yoga als »Nahrung« für Mitgefühl und Frieden, anstelle der Körperideale der Schlafenden Welt. Eine regelmäßige Zufuhr von Respekt, Akzeptanz und ehrlicher Selbsteinschätzung ist nötig, um eine neue Beziehung mit dem Körper eingehen zu können. Hatha-Yoga, ein Guru oder ein Lehrer oder eine Gemeinschaft sind die Nahrung für unsere Seele, einfühlsam und unterstützend.

Der Guru

Kürzlich unterhielt ich mich mit einer Freundin über dieses Buch. Sie fragte, ob ich erwähnen wolle, dass ich einen spirituellen Lehrer habe. »Natürlich«, antwortete ich, nicht, weil es einfach ist, über Gurus zu schreiben, sondern weil ich selbst allerkleinste Fortschritte erst gemacht habe, als ich mich in die Obhut meines spirituellen Lehrers begab. Mit seiner Begleitung haben sich die Beziehung zu meinem Körper und meine Hatha-Yoga-Praxis grundlegend verändert. Über dieses Thema zu schreiben, ohne meinen Guru zu erwähnen, wäre einfach nicht die Wahrheit. Kurz gesagt, Hatha-Yoga ist für mich auch der Weg, meinem Guru näherzukommen und seine Lehren in einer konkreten, dynamischen Form zu praktizieren.

Im Laufe der Zeit ist viel über die Beziehung zwischen Guru und Schüler publiziert worden. Es gibt zahlreiche Bücher über Machtmissbrauch, Betrug und sonstige Gründe, weswegen wir uns nicht dem Willen eines Gurus unterwerfen sollten. Genauso viele Veröffentlichungen gibt es allerdings auch über die seelische Erfüllung, die Ekstase und die Triumphe über das Ego, die in der Gemeinschaft mit einem Guru erreicht wurden. Gute Argumente also, dass ein Guru für die spirituelle Entwicklung unabdingbar ist.

Beide Sichtweisen stehen sich unvereinbar gegenüber, und Diskussionen sind meist fruchtlos. Meiner Meinung nach gehen die Streitgespräche über die Rolle eines spirituellen Lehrers an einem zentralen Punkt vorbei. Die Arbeit mit einem Guru basiert nach meiner Erfahrung nicht auf Logik oder festen spirituellen Regeln. Die Entscheidung für einen Guru ist kein intellektueller Entschluss, sondern ein Herzensvotum. Die Frage ist nicht, ob ein Guru unbedingt erforderlich ist, sondern eher, *ob und wann* wir das Bedürfnis spüren, uns einem spirituellen Lehrer anzuschließen. Wie können wir diesem Ruf am besten folgen?

Die Beziehung zu einem Guru wird außerhalb von Zeit und Raum geschlossen. In meinem Fall glaube ich fest daran, dass die Entscheidung getroffen wurde, bevor ich »Christina« und er »Lee Lozowick« war. Indem ich mich entschieden habe, mit Lee in Beziehung zu treten, habe ich mich an einer Entscheidung orientiert, die schon getroffen war, an einer Wahrheit, die schon bestand. Natürlich hatte mein Verstand Vorbehalte gegen die Annäherung an ihn und seine Gemeinschaft. Trotzdem wusste ich, dass die Entscheidung, mit ihm zu arbeiten, in meinem Herzen bereits getroffen war, mit der Folge, dass die intellektuellen Gegenargumente kein Gewicht mehr hatten.

Natürlich ist es völlig in Ordnung, keinen spirituellen Lehrer zu haben. Viele ehrenwerte, liebevolle und mitfühlende Menschen mit hoher Integrität, die beispielhafte Arbeit leisten, haben nie daran gedacht, sich einem Guru anzuschließen. Zweifellos ist auch ohne spirituellen Lehrer eine Entwicklung zu einer reifen Persönlichkeit möglich, die selbstlos für andere da ist.

Aber es ist genauso in Ordnung, einen Guru zu *haben.* Wenn man sich für ein spirituelles Leben entschieden hat, ist ein Guru unabdingbar. Ein spirituelles Leben ohne Guru zu führen wäre wie Atmen ohne Lunge. Warum sollten wir auf die Unterstützung, die göttliche Liebe und die immerwährende Gnade verzichten, die wir durch einen spirituellen Lehrer empfangen können? Selbst Irritationen, die ein Guru auslöst, können für uns von Vorteil sein. Wir glauben, dass wir uns von unserem Selbst lösen müssen, um von der Ichzentrierung zu einer Zentrierung auf das Göttliche zu kommen. Wir sehen es als gegeben an, dass das Ego niemals selbst in der Lage ist, sich aufzulösen, selbst wenn das Ego uns davon zu überzeugen versucht, dazu fähig zu sein.

Georg Feuerstein schreibt dazu:

Tantra-Yoga ohne die helfenden Anstöße eines Meisters ist eine Sisyphusaufgabe. Uneingeweihte Suchende müssen die schwere Bürde ihres eigenen Karmas den Berg hinaufrollen, und was sie am Gipfel erwartet, ist entweder Entmutigung oder Selbstenttäuschung. Nur das sanfte Eingreifen eines Meisters kann sowohl das Gewicht des Karma verringern als auch die Muskeln des Schülers so stärken, dass er den Gipfel des inneren Wachstums erreichen kann. Weil Einführung in Spiritualität kein Konzept unserer modernen westlichen Gesellschaft ist, können nur wenige Mensc hen die einzigartige Möglichkeit erkennen, die in ihr steckt. Stattdessen fürchten die meisten die Themen Macht und Ausbeutung. Ihre Befürchtungen werden von aktuellen Medienberichten über unverantwortliches Verhalten und sogar Missbrauch seitens spiritueller Lehrer bestärkt. Doch diese Schwächen sagen nichts über die Tradition der Einführung selbst aus, die genauso mächtig und wichtig ist wie eh und je.

Feuerstein vergleicht im Folgenden die Gurutradition mit der Mathematik. Mathematik »ist ein perfekt funktionierendes Symbolsystem. Es gibt gute und weniger gute Mathematiklehrer, denen es gelingt oder eben nicht gelingt (manchmal scheitern sie komplett), dieses System und seine intrinsische intellektuelle Schönheit ihren Schülern weiterzugeben.«
Das Gleiche gilt für die Gurus. Es gibt spirituelle Lehrer aus verschiedenen Traditionen, die ihre Macht missbraucht und Leid und Schmerz über ihre Schüler gebracht haben. Und es gibt spirituelle Lehrer, die ihren Schülern helfen, ihr leidvolles Leben zu erhellen, und denen es gelingt, die intrinsische Schönheit des Göttlichen zu vermitteln.
Letztendlich ist ein Guru keine Person, ein Guru ist eine Funktion oder ein Prinzip. Diese Rolle erlaubt dem Göttlichen für das Individuum erreichbar zu sein. Der Guru dient als Tangente zwischen dem Menschlichen und dem Göttlichen, ohne diese Tangente treffen sich diese beiden Bereiche nicht. Auf diese Weise fungiert der Guru als eine Art Mediator für den Schüler und hilft ihm, sich bewusst an der göttlichen Intelligenz auszurichten. Die Funktion des Guru dient dazu, unsere Illusionen zu zerstören und uns darin zu unterstützen, aus dem egoistischen Traum der Schlafenden Welt

zu erwachen. Die Funktion des Gurus besteht hauptsächlich darin, den Schülern regelmäßig ein ehrliches Feedback zu geben, während er gleichzeitig ihre Einsicht in die endgültige Realität, das transzendentale Selbst, stärkt. Aufgrund dieses dualistischen Aspekts ist die Arbeit des Gurus mit den Schülern Zerstörung und Wiederaufbau zugleich.

Für seine Jünger war Jesus ein Guru. Im alten Griechenland wirkten Sokrates und andere große Philosophen als Gurus für ihre Schüler. Traditionell werden auch die Lehren des Hatha-Yoga von einem Guru vermittelt.

Mit der Industrialisierung des Yoga werden heute Yogastunden in Sportvereinen, schicken Yogastudios und Wellnesstempeln angeboten und durch DVDs, Hochglanzmagazine, Fernsehclips, Fachbücher und CDs verbreitet. Da Hatha-Yoga oft nur als ein weiteres Hilfsmittel zur Gesundheitsförderung angesehen wird, gerät es oft in Vergessenheit, woher dieses körperbetonte Üben ursprünglich kommt und welche Rolle die Funktion des Gurus spielt. Yogapraktizierende aus westlichen Ländern empfinden die spirituellen Wurzeln des Yoga oft als befremdlich. Während die im Grunde heilige Funktion des Hatha-Yoga-Lehrens nun zu einer medialen Angelegenheit geworden ist, wachsen das Misstrauen und die Angst gegenüber spirituellen Lehrern. Schüler wechseln häufig ihre Lehrer und die Yogapraktiken und lassen es nicht zu, sich voll und ganz auf eine Tradition oder einen bestimmten Stil einzulassen. Durch diese Vorbehalte sind sie nicht in der Lage, eine tiefe und fruchtbare Beziehung mit dem Lehrer einzugehen. Die positiven Veränderungen, die nur durch eine langfristige, klar strukturierte und zielführende Arbeit entstehen, erschließen sich ihnen nicht. Häufig wird von Lehrern eine »Synthese« aus verschiedenen Stilen unterrichtet, was meist nicht mehr ist als eine wahllose Ansammlung von Übungen, die sie selbst gut beherrschen und die sie persönlich für wichtig halten. Ich habe an Seminaren teilgenommen, bei denen Lehrer erklärt haben, dass sie deshalb keine genaue Ausrichtung üben lassen, weil »die Schüler es als Unterbrechung des Unterrichtsflusses empfinden, wenn man die Haltungen detailliert bespricht«. Solche Lehrer machen ihre Schüler zu Kunden und nicht zu Lernenden.

Die Funktion des Gurus ist eine Energiequelle, und der Schüler muss lernen, diese Quelle anzuzapfen und daraus Inspiration und Kraft zu schöpfen. Für mich ist Hatha-Yoga eine gute Hilfe, dieses Ziel zu erreichen.

Mein Yogalehrer John Friend ist ein Anhänger von Gurumayi Chidvilasananda. Er erklärte mir einmal, dass man die Guruerfahrung nur dann vermitteln kann, wenn man sie selbst erlebt hat. Ich fragte ihn, wie die Beziehung zu Gurumayi seine Yogapraxis verändert hat. Er antwortete:

Wenn ich ihre Anwesenheit spürte, dann spürte ich etwas Reales, Greifbares, das offensichtlich von ihr ausging, in mich hineinfloss und große Veränderungen in meinem Körper, meinem Geist und meiner Seele herbeiführte. Dadurch lernte ich weicher zu werden und mich dem Energiefluss hinzugeben. Wenn ich vorher versucht hatte, selbst etwas zu verändern, war ich härter geworden. Aber seit ich der Energie mit Weichheit begegnete, war mein Bemühen erfolgreicher. Das hatte ich nicht nur meiner vertieften Sensibilität zu verdanken, sondern auch dem gewachsenen Respekt und der Liebe gegenüber mir selbst.

Ihre erste, vielleicht wichtigste Lehre war: »Meditiere

über dich. Respektiere dich. Denn das Göttliche lebt und wohnt in dir.« Ich bin dieses einzigartige Wesen, das John genannt wird, und Gott lebt in mir. Wenn ich das annehme und respektiere, verändert sich alles. Und in der Tat: Ich begann, freundlich zu mir zu sein statt streng, zu mir, aber auch zu anderen Menschen. Und das veränderte meine Yogapraxis. Meine Standhaltungen, meine Vorbeugen, meine Drehhaltungen, mein Atem und alles andere waren in Einklang mit diesem neuen Selbst.

Sie führte mich auf diese Weise. Und sie war stark – ihre Energie war stark genug, dass ich sie in mir spüren konnte. Da war etwas! Das hatte ich noch nie zuvor gespürt, das war die Realität.

Johns Erfahrung mit dem Einfluss eines Gurus beschreibt sehr deutlich die positive Macht, die uns selbst und unsere Hatha-Yoga-Praxis verändern kann. Der spirituelle Lehrer als Verbindungsglied zwischen unserer Weltsicht und dem Göttlichen ist der Weg des Menschen, um das Göttliche ganz real und ganz persönlich zu erfahren. Anstatt das Göttliche als philosophisches Konstrukt zu erleben, gibt der Guru dem Übenden die Möglichkeit, die unendliche göttliche Liebe direkt zu erfahren. Und wenn wir dieser Liebe mit einem geöffneten Herzen begegnen, wer sollte dann noch der Gleiche bleiben? Wenn wir Yoga so üben, dass wir unsere persönliche Beziehung mit dem Göttlichen wertschätzen, wird es als Folge zu einer Veränderung in unserer Praxis kommen. Und wenn wir erkennen, wie sehr wir geliebt werden, wie können wir es dann wagen, weiter im Krieg mit uns selbst zu liegen? Arnaud Desjardins erklärt seine Beziehung zu seinem Guru und die Möglichkeiten, die eine solche Verbindung bietet, folgendermaßen:

Swamiji brachte mich auf allen Ebenen zum Leben zurück, doch das gilt für jedes menschliche Wesen. Für mich ist das Bild von Lazarus im Totenhemd ein sehr treffendes: Man ist steif, man ist tot, erstickt im Gehäuse des Geistes. Erstickt von Ängsten, falschen Idealen, Traumata, Illusionen und Verboten. Nein, du hast kein Recht zu leben, du hast kein Recht zu lieben, zu atmen, dich zu bewegen, dich auszudrücken, zu existieren, du hast kein Recht auf gar nichts. Und der Guru sagt zu dir: »Zieh das Totenhemd aus, steh auf, komm aus deinem Grab, komm ins Leben zurück, genau wie Lazarus.« Ja … Öffnung … Wachstum … Liebe.

Wer den Krieg mit dem Körper beendet, hat die Möglichkeit, zu wachsen, zu lieben und sich dem Göttlichen zu öffnen, das immer präsent ist und ständig seine Gaben über uns ausschüttet.

Natürlich hat nicht jeder, der sich in diesem Krieg befindet und Yoga praktiziert, einen Guru. Aber ich habe einen, und hier geht es um meine Geschichte. Manche Menschen, mit denen ich über dieses Buch diskutierte, haben keine Beziehung zu einem spirituellen Lehrer und sind trotzdem mit ihrer Yogapraxis als Friedensangebot an den Körper sehr erfolgreich. Das ist dann aber ihre Geschichte. Genauso wichtig, wie sich einem Guru anzuvertrauen, wenn man das Bedürfnis danach hat, ist es, dem zu vertrauen, was bisher war, und den vorgezeichneten Weg zu gehen, der nun in aller Klarheit vor uns liegt. Ob unser spirituelles Leben uns in eine Beziehung mit einem Guru führt oder in die katholische Kirche oder an ein Lagerfeuer mitten im Wald oder an das Krankenbett eines Familienmitglieds, ist nicht so wichtig. Wenn wir Frieden mit unserem Körper schließen wollen, ist es wichtig, das Göttliche in unser Herz einzuladen, genau wie in unser Leben und in unsere Hatha-Yoga-Praxis. Wir müssen unser Herz weit genug öffnen, um die Präsenz des Göttlichen spüren zu können, wenn es unserer Einladung folgt. Wir müssen unser Hatha-Yoga als Weg zur spirituellen Erziehung sehen.

Kapitel 8

DIE GEMEINSCHAFT ALS FAMILIE DES HERZENS

Während wir mit unserem Körper Frieden schließen und lernen, Yoga von innen nach außen zu praktizieren, brauchen wir einen Zufluchtsort. Das kann unser »Schutzraum vor dem Sturm« sein, aber auch die Mut machende Unterstützung, die wir von Gleichgesinnten erfahren, mit denen wir praktizieren.

Douglas Brooks erklärt, dass Yoga in seinem Kern ein auf Gemeinschaft ausgerichtetes Streben ist. Genau wie wir Körper, Geist und Seele in der Yogapraxis verbinden, können wir uns in der Gemeinschaft mit Herz und Seele mit anderen verbinden. Aber selbst wenn wir alleine üben, verfügen wir über subtile Wege, uns an der Gemeinschaft auszurichten und uns mit Gleichgesinnten zu verbinden, um von ihnen unterstützt zu werden. Brooks beschreibt diese Gemeinschaft der Übenden, bei der wir Schutz finden, als *Kula*. Kula ist ein Sanskritwort, das er als »Herz« und noch treffender als »die Familie des Herzens« interpretiert.

Es gibt für Menschen viele Wege, in eine Gemeinschaft integriert zu werden: durch die Geburt in unsere Ursprungsfamilie oder die zufällige Auswahl unserer Klassenkameraden in der Schule beispielsweise. In vielen Kulturen leben die Menschen in einem hierarchisch strukturierten System oder in einer sozioökonomischen Gesellschaftsschicht zusammen. Die Kula ist stattdessen eine Familie, die wir uns selbst *aussuchen*. Die Familie unserer Wahl wird von der Bindung der Mitglieder an Sadhana und spirituellem Erwachen bestimmt und nicht von sozialen, gesellschaftlichen oder verwandtschaftlichen Verpflichtungen. Die Familie des Herzens kann auch als *sangha* (dieses Wort wird im Buddhismus verwendet) oder einfach als *gute Gesellschaft* bezeichnet werden. In diesem Rahmen sind Menschen versammelt, die uns in unserem Prozess des Friedenschließens mit dem Körper und in unserer spirituellen Entwicklung unterstützen. Weil die gesellschaftlichen Zwänge bezüglich des Körpers so stark und die zerstörerischen Kräfte, die auf unser Selbstbild wirken, allgegenwärtig sind, ist es unbedingt nötig, dass wir Menschen um uns herum haben, die uns Akzeptanz und Unterstützung geben können. Meine Freundin Minnie, die ich bereits in einem vorstehenden Kapitel zitiert habe, meint dazu:

> Ich schätze die Gesellschaft von Menschen, die ihrer Praxis genauso intensiv verbunden sind wie ich, und mir immer wieder helfen, mich zu motivieren. Wir alle haben die Möglichkeit, uns eine Gesellschaft auszuwählen, die für uns die richtige ist. Brauchen wir eine Inspiration, über unsere Grenzen hinauszugehen, oder wollen wir weiterhin an falsche Prinzipien glauben und falschen Mythen anhängen?

Die Erwartung, dass die Schlafende Welt ihr Wertesystem überdenkt oder bestimmte Menschen ihre Einstellung zum Körper und zum Leben im Allgemeinen verändern, ist unrealistisch. Ehrlich gemeinte Zuwendung und Unterstützung sollte man bei einer Gruppe Gleichgesinnter suchen, die sich der Wahrheit verschrieben haben. In einer ausgewählten Gruppe können wir uns austauschen, über unseren Umgang mit dem Körper und dem Wunsch, mit ihm Frieden zu schließen. Wir dürfen unsere ganze Persönlichkeit ausleben, unsere Gedanken teilen und sind von der gesellschaftlichen Verpflichtung befreit, die Regeln einzuhalten, mit Hilfe derer wir sonst oft das verbergen, was in uns vorgeht. In dieser geschützten Gruppe finden wir zu stimmigem Verhalten und Authentizität.

Hatha-Yoga in der Gruppe gibt die Möglichkeit, uns gegen die Sicht der Schlafenden Welt zu stärken, und ist ein Zufluchtsraum in unserem Krieg. Natürlich muss man auch hier achtsam bleiben, auch in diesem geschützten Raum kann eine Atmosphäre des Wettkampfs, der Konkurrenz, der Eitelkeit und der Missachtung des Körpers herrschen, aber eben auch eine Atmosphäre des Mitgefühls, der Unterstützung, der Selbstakzeptanz und der Ermutigung.

Cheryl, eine Anusara-Yoga-Schülerin, beschreibt den Nutzen, den sie aus dem Üben in der Gemeinschaft gezogen hat, wie folgt:

> Wenn ich diesen Raum betrete (das Yogastudio), habe ich das wohltuende Gefühl, angenommen zu werden. Ich glaube, dass mich die anderen in dieser Gruppe als Mityogini sehen und mich nicht auf den Körper reduzieren. Es ist wunderschön, wenn wir uns gegenseitig loben, inspirieren und wertschätzen.
>
> Wenn ich mich in den größeren Yogaklassen oder Workshops umsehe, dann erkenne ich ganz viele unterschiedliche Körper. Alle haben ihre persönlichen Grenzen und individuellen Herausforderungen, alle sind schön und können sich gegenseitig unterstützen, und zwar nicht aus einem körperbezogenen, sondern aus einem gefühlsorientierten, wohlwollenden Blickwinkel.
>
> Wenn ich den Raum betrete, entspanne ich mich, es fühlt

sich an wie »hier bin ich«. Ich weiß nicht, ob es nur mir und nur hier so geht, aber es geschieht eben hier. Natürlich hoffe ich, dass es auch anderswo geschieht, mit diesem Ziel komme ich immer wieder her. Nicht nur mein Körper hat sich verändert. Ich habe mein Herz weiter geöffnet, als ich es mir je erträumt hatte, und auch die Ausrichtung meines Lebens kommt in Gleichklang. Und ich kann die Liebe und die Akzeptanz spüren, sobald ich diese Tür öffne.

Auch wir können diese Erfahrung machen, wenn wir uns in einer größeren Yogaklasse umsehen und die Vielfalt der Körper der Übenden beobachten. Jeder einzelne Körper ist schön und anmutig. Wenn wir wollen, können wir uns mit anderen vergleichen, wir können uns aber auch als einzigartigen Ausdruck des Göttlichen annehmen. Unsere Figur, unsere Körpergröße und selbst unser Alter können sehr verschieden wahrgenommen werden, aber nichts ist besser oder schlechter als bei jedem anderen im Raum. Uns einfach als Mitglied einer Gruppe zu sehen ist ein großer Schritt, unseren Zwang zur Perfektion aufzugeben und den Griff der Eitelkeit zu lockern. Und wenn es gar nicht wichtig wäre, einen perfekten Körper zu haben? Wenn wir uns einfach erlauben, einen durchschnittlichen Körper zu haben und uns damit wohl zu fühlen? Wenn wir wüssten, dass wir mit jeder Faser unseres Körpers liebenswert sind, nicht nur jetzt, sondern immer?
Teil einer Gruppe zu sein, kann helfen, die eigene Größe zu erkennen. Ist man Teil einer Gruppe, die bemüht ist, nicht die geistigen und körperlichen Grenzen des Einzelnen, sondern dessen Möglichkeiten zu sehen, kann sie nicht nur eine gesellschaftliche Funktion haben, sondern auch den Anstoß zur Veränderung geben.

Viele Jahre lang war mein wichtigster Yogalehrer ein Musterbeispiel an Präzision und Detailtreue. Leider lag sein Hauptaugenmerk auf dem, was in meinen Haltungen *nicht* gut klappte, und nicht auf dem, was mir gelang. Nach fünf Jahren Unterricht bei diesem Lehrer hatte ich das Gefühl, keine Begabung für Hatha-Yoga zu haben. Ich wusste zwar sehr genau, was mit meiner Persönlichkeit und meiner Yogapraxis nicht in Ordnung war, aber ich wusste nur sehr wenig über meine Stärken. Interessant war auch, dass diese überkritische Lehrmethode eine kühle Atmosphäre mit sich brachte, mit der Folge, dass auch zwischen den Übenden nur wenig Wärme aufkam.

Jahre später begann ich mit einem anderen Lehrer zu arbeiten, der auf die positiven Aspekte meiner Praxis Wert legte und auf die Verbesserung der Asanapraxis fokussiert war. Er half den Schülern, sich für die transformierende Kraft der Übungen zu öffnen. Dieser offene Unterrichtsstil schuf eine bejahende Atmosphäre, die für mich unterstützend und heilend war. Mit Menschen zusammen zu sein, die die Stärken der anderen anerkannten und wertschätzten, schuf eine Großzügigkeit in der Gruppe, die mir half, die Waagschalen meiner Selbsteinschätzung ins Gleichgewicht zu bringen. Jetzt wurden in meiner »Datenbank« positive Rückmeldungen abgespeichert, wo sonst nur für negative Dinge Platz war. Mein Selbstbild begann sich zum Positiven zu wandeln, und zwar nicht nur beim gemeinsamen Üben in der Gruppe, sondern auch zu Hause.

Der Stil eines Lehrers kann helfen, eine unterstützende Gruppe zu formen, je nachdem, wo der Fokus des Unterrichts liegt. Mir fällt es leicht zu erkennen, was in jedem meiner Schüler stark und gesund ist, aber auch, was mit Angst behaftet und noch unterentwickelt ist. Ich habe somit die Wahl:

Auf dem Positiven aufbauen oder das Negative betonen? Liegt der Fokus auf dem Positiven, können wir uns an einer friedensstiftenden Praxis ausrichten, bei der unsere Stärken helfen, die Schwächen zu überwinden. Gleiches gilt auch für mich selbst und meine persönliche Praxis. Auch hier habe ich die Wahl. Ich kann mich auf meine guten Seiten oder auf meine Defizite fokussieren, auf Liebe oder auf Neurosen. Albert Einsteins berühmter Satz »Kein Problem kann auf der gleichen Ebene gelöst werden, die es geschaffen hat«, drückt diese Thematik klar und deutlich aus. Er meinte dabei den Atomkrieg. Wir sprechen vom Krieg gegen den Körper. Beide sind auf ihre Weise zerstörerisch.

In einer Gruppe zu üben ist nicht immer leicht. Durch den langen Krieg gegen unseren Körper haben sich negative Gedanken und schmerzliche Gefühle in uns festgesetzt. Manchmal sind wir durch unsere Vergangenheit so verletzt, dass wir die Gruppe gar nicht wahrnehmen können. Manchmal führt das Leben in der Gruppe auch dazu, dass wir uns noch mehr verurteilen und uns im Vergleich mit anderen hässlich, fett, einsam und minderwertig fühlen.

Aber Hatha-Yoga kann ein Werkzeug sein, mit diesen Irrwegen unserer inneren Gedankenwelt umzugehen und die Irritationen im Zaum zu halten. Genau wie wir die Bewegungen der einzelnen Muskeln in den Asanas beobachten können, ist es möglich, den Zwang zum Vergleichen und das Gefühl danach, unterlegen zu sein, bewusst wahrzunehmen. Wir lernen uns und unser Verhalten in einer Gemeinschaft kennen, losgelöst von der Sicherheit unserer Einsamkeit. Indirekt werden wir dadurch immer wieder daran erinnert, uns selbst zu beobachten. Wir üben, alles wertzuschätzen, was wir dabei entdecken. Wir üben, uns mit Nachsicht zu betrachten, wenn sich unsere Ängste enthüllen. Wir haben die Wahl, das, was dann auftaucht, als Reinigungsprozess zu sehen, als Defizit in uns selbst oder als verbesserungsbedürftig. Wir können uns und unser Bemühen loben, anstatt unsere Praxis allzu sehr zu kritisieren.

Dabei stellen wir vielleicht fest, dass der Ton in der Gruppe gar nicht konkurrenzbetont ist, im Gegenteil, wir selbst sind es, die vergleichen und bewerten. Selbst wenn unsere Nachbarin sich immer noch im Krieg mit sich befindet, dann kann sie womöglich unseren Körper (mit allen Fehlern, die wir als solche wahrnehmen) als schön und inspirierend empfinden. Wir stellen fest, dass selbst der »Superyogi« in der Gruppe einfach nur ein Schüler ist, gleichermaßen vollkommen und unvollkommen, in innere Kämpfe verstrickt, die mit unseren Ängsten und Problemen nicht das mindeste zu tun haben.

Sobald wir unsere Gruppe nicht mehr idealisieren, werden unsere Erwartungen realistischer. Wir können die anderen besser akzeptieren, wie sie sind. Unsere Fähigkeiten werden mit Hilfe der Gruppe aktiviert und optimiert. Wir können andere besser unterstützen und geben aus vollem Herzen das zurück, was wir bekommen haben. Wir können unterscheiden, wer uns in unserem Wachstumsprozess unterstützt und wer nicht. Wir entwickeln die Fähigkeit, zu erkennen, was unserer Arbeit dient und was nicht, und auf welche Art und Weise wir uns optimal in die Kula einbringen können.

Auf der Suche nach einem authentischen Körperbild war die Unterstützung der Gemeinschaft meines spirituellen Lehrers genauso wichtig wie die Gruppe, mit der ich Hatha-Yoga übe. Sie haben gleichermaßen dazu beigetragen, meinen Entwicklungsprozess gelingen zu lassen.

In meiner spirituellen Gemeinschaft tragen nur wenige der Frauen Make-up oder haben eine modische Frisur. Außerdem sind viele runder und weicher als die meisten Frauen, die ich in Fitnessstudios oder auf Yogaworkshops treffe. Die Sangha-Frauen sind gesund, vital und lebensfroh und strahlen eine besondere Schönheit aus, anders als die gängigen Schönheitsnormen. Etwa zur gleichen Zeit mit meiner Abkehr von der Fitnesswelt und meiner zwanghaften Übungspraxis begann ich in die Spiritualität einzutauchen. Dass ich Teil einer Gemeinschaft wurde, die keine körperorientierten Ziele hatte, sondern an etwas Tieferem interessiert war als an meiner äußeren Hülle, war ein Segen für mich. Nachdem ich wieder eine natürliche Beziehung zum Essen und zur Übungspraxis entwickelt hatte, nahm ich zunächst an Gewicht zu, ein gleichermaßen beängstigender, aber auch notwendiger Prozess. Eine meiner Sangha-Schwestern half mir dabei, die körperlichen Veränderungen zu akzeptieren, indem sie mir vor Augen führte, dass es als Frau völlig normal ist, um die Hüften und die Taille etwas runder zu sein. Im Ashram hatte ich Frauen kennengelernt, die anderen Frauen Komplimente machten, wenn sie ein gesundes Gewicht erreicht hatten. Das ist für mich die positive Energie einer Gemeinschaft: Andere zu unterstützen, sich besser zu fühlen, besser als es ohne Hilfe der Fall wäre. In der Gruppe werden Individualinteressen gebündelt, mit der positiven Folge, dass die Wandlungen auf einer höheren Ebene stattfinden, als dies isoliert bei jedem Einzelnen möglich wäre.

Tantra lässt sich als »Zusammenweben« oder »Ineinanderweben« definieren. *Tan* heißt »strecken« oder »auseinanderziehen«, während *tra* »integrieren« bedeutet. Diese Definition kann als Metapher für Diskussionen in einer spirituellen Gemeinschaft gesehen werden. Jedes Mitglied der Kula ist ein Faden, und wenn die Fäden ineinander verwoben werden, entsteht ein Gewebe. Ein Faden allein hat nur geringe Bedeutung, er kann zum Beispiel leicht reißen oder verloren gehen. Erst wenn er mit anderen Fäden verwoben ist, kann er sein ganzes Wirkungsspektrum entfalten. Mit einem Faden lässt sich etwas stopfen oder etwas zusammenbinden. Wenn Fäden zu einem Stoff verwoben sind, dann ist dies viel nützlicher als die Summe der einzelnen Fäden für sich. Das gilt auch für die Mitglieder einer Sangha oder einer Yogagruppe: Die Gemeinschaft ist stärker als die Summe der Einzelnen. Wenn wir alle unsere individuellen Eigenschaften und Fähigkeiten in die Gruppe einbringen, dann wird die Gruppe stärker und kann ihr Ziel besser verfolgen. Wenn wir in dieser Weise miteinander verbunden sind, hat jeder Einzelne eine Aufgabe, ein Ziel, und entwickelt Stärke und Stabilität. Die Verbundenheit in der Gemeinschaft schafft ein Klima gegenseitiger Unterstützung, selbst wenn die Einzelnen nicht in der Nähe sind. Ein innerer Zufluchtsort, der uns sicherer macht und uns die Stärke gibt, in dieser Welt zu leben – mit den Werten eines Menschen, der auf dem spirituellen Weg ist.

Epilog

Wie jedes andere Werk über spirituelle Praxis kann auch dieses Buch nur ein Schritt auf unserem Weg sein. Bücher können inspirieren, etwas erklären und vielleicht sogar etwas Wichtiges vermitteln. Aber über Transformation zu lesen ist nicht das Gleiche, wie transformiert zu werden. Wichtig ist die Praxis. Wir müssen unser Bestes geben, uns in jedem Moment an unserer Intention, Frieden zu schließen, ausrichten und trotz aller inneren und äußeren Widerstände immer weiter praktizieren.

Hatha-Yoga bedeutet das Vereinen von Gegensätzen: *ha,* die Sonne, und *tha,* der Mond. Ich vermute, dass dieses Wort die Gegensätze in mir selbst und die weit größeren gegensätzlichen Kräfte im Kosmos versinnbildlichen soll. Wir versuchen die Gegensätze zu verbinden, unsere Erfahrungen zu vertiefen oder die »Spannung der Gegensätze auszuhalten«, wie C. G. Jung es gelehrt hat. Für manche Menschen bedeutet Yoga harte Arbeit, für andere dient es lediglich dem Stressabbau und der Entspannung. Für manche dient Yoga dem Körper, für andere dem Geist. Und vielleicht auch der Seele. »Mit Yoga bewegt man sich über den Körper hinaus«, heißt es, »mit Yoga dringt man tief in den Körper ein«, meinen andere ... »der Körper ist unser Tempel«, ... »der Körper ist nur Scheiße, Eiter und Rotz«, ... »mit Yoga wird man flexibler« ... »mit Yoga entwickelt man Stärke«. Meiner Meinung nach ist Yoga von allem ein bisschen und noch viel mehr. Am besten halten wir uns von engen Definitionen fern und versuchen gar nicht erst, Yoga auf etwas Bestimmtes zu fixieren. Hatha kann auch »zwingen« oder »angreifen« oder »Widerstand leisten« bedeuten. In diesem Sinne kann der Begriff als

»Gewohnheiten widerstehen« ausgelegt werden oder als »die eigenen Kräfte nutzen, sich von etwas fernzuhalten, was aus Gewohnheit oder aus Konditionierung geschieht«. Wenn wir mit dem Körper Frieden schließen, dann setzen wir uns nicht nur gegen unsere Gewohnheiten und unseren konditionierten Verstand zur Wehr, sondern wir sträuben uns auch dagegen, einen Prozess, der in seinem Kern rätselhaft ist, eng zu definieren. Wenn wir Fragen offen und Rätsel ungelöst lassen, schaffen wir Raum für die Magie des Göttlichen, mit der Möglichkeit, uns zu beeinflussen und zu verwandeln. Wir konzentrieren unsere Energie auf unsere Praxis, das Ergebnis ist dem Willen des Göttlichen überlassen. Das sind Sadhana und Hingabe.

Dieses Buch beschreibt viele Konzepte, Meinungen und macht zahlreiche Vorschläge. Hoffentlich ist einiges für die Leserin und den Leser hilfreich. Yoga zu nutzen, um mit dem Körper Frieden zu schließen, verlangt eine offene und experimentierfreudige Haltung, wir müssen unser Bestes geben, um Gelehrten, Weisen und Lehrern nachzueifern. An manchen Tagen wirkt die Praxis weich und fließend, an anderen verlangt sie Standfestigkeit, Entschlossenheit und Hartnäckigkeit. Wir müssen wissen, dass unsere Beziehung zu uns selbst sich mit Yoga als Medium zur Selbsterforschung und Selbstentfaltung verändert. Was wir tun können? Diesen fließenden und dynamischen Prozess mit so viel Liebe wie möglich mitgehen.

Eine meiner Yogaschülerinnen studiert Tanz. Sie erzählte mir von einem Workshop mit einem strengen Lehrer, der eine besondere Form des klassischen japanischen Tanzes beherrschte und konsequent weiterzugeben versuchte. Als er über Sinn und Intensität des Übens befragt wurde, sagte er: »Erst wenn du die Meisterschaft erreicht hast, kannst du wirksam praktizieren. Und selbst dann musst du weiter üben. Alles, was du tun musst, ist immer weiter zu üben.«

Ich finde diese Geschichte äußerst ermutigend. Wir müssen einfach weitermachen. Vielleicht gelingt es uns, mit Hatha-Yoga wirklich Frieden mit dem Körper zu schließen. Wollen wir auf dieses Geschenk, auf diese liebevolle Aufmerksamkeit uns selbst gegenüber verzichten? In diesem Buch habe ich einen Prozess dargestellt und keine Richtung vorgegeben. Es geht um Beziehungen, nicht um Vorschriften. Und in jeder Beziehung gibt es gute und schlechte Tage. Unser Vertrauen schwankt womöglich, mal mehr, mal weniger. Unsere Vertrauenswürdigkeit wird bisweilen in Frage gestellt werden. Unsere Ängste werden hochkommen, wir werden Höhen und Tiefen haben. Manchmal wird unser Mitgefühl gefordert sein. Wir werden ab und zu alles hinwerfen wollen. Wir werden immer wieder am Boden sein. Aber wir werden trotzdem immer weitermachen, in der Hoffnung, Frieden mit unserem Körper und unserer Hatha-Yoga-Praxis zu schließen. Wenn wir einmal vergessen haben zu üben, machen wir einfach am nächsten Tag weiter. Wenn wir uns frei von den Fesseln unseres Selbst fühlen, machen wir einfach weiter. Egal, ob Erfolg oder Rückschlag, wir machen einfach weiter. Wir verlieren Kilos und machen einfach weiter. Wir nehmen zu und machen einfach weiter. An guten Tagen machen wir weiter. An schlechten Tagen machen wir weiter. Wenn wir aufgeben wollen, machen wir weiter. Wenn wir uns keine Lösung vorstellen können, machen wir weiter. Wenn wir das Göttliche hassen, machen wir weiter. Wenn wir das Göttliche lieben, machen wir weiter. Vielleicht müssen wir tatsächlich einfach immer nur weitermachen.

Möge Gott euch segnen, während ihr einfach immer weitermacht.

Danksagung

Es ist nahezu unmöglich, mich für all die Liebe und die Unterstützung zu bedanken, die zu diesem Buch beigetragen haben. Meine tiefe Dankbarkeit gilt:

Lee Lozowick für ... nun, für alles.

John Friend, der immer an mich geglaubt und mich stark und weich zugleich gemacht hat. Für mich bist du der Größte.

Desiree Rumbaugh, die mir gezeigt hat, wie viel Spaß Yoga machen kann. Du bist eine großartige Lehrerin und eine wunderbare Freundin.

Manouso Manos, der mir den Weg gewiesen hat.

Kelly, mein Mann und mein bester Freund. Ich liebe dich. Vielen Dank für dein Verständnis. Du hast gewusst, wann ich schreiben musste und für vieles andere keine Zeit hatte. Danke, dass du mich liebst.

Meiner spirituellen Gemeinschaft, meiner Sangha. Ihr seid meine Zuflucht.

Der Anusara-Yoga-Gemeinschaft für die großartige Unterstützung und dafür, dass ihr mich davon befreit habt, mich nur auf mich und mein eigenes Leid zu fixieren. Danke für euer befreiendes Lachen.

Meinen Yogaschülern, die mich immer aufs Neue dazu inspirieren, das, was ich lehre, auch selbst zu leben. Danke, dass ihr mich auf diesem Weg begleitet.

Jeder Yogini, die mir ihre Geschichte erzählt hat. Egal, ob sie hier abgedruckt ist oder nicht, ich habe all eure Gedanken in dieses Buch einfließen lassen. Danke für eure Bereitschaft, euch zu öffnen, auch wenn es viel Überwindung gekostet hat.

Allison und Howard Kravetz für die professionelle und doch persönliche Unterstützung. Eure Freundschaft ist ein Segen.

Meiner Verlegerin und Mentorin Regina Sara Ryan für alles, was sie mir über Kommunikation beigebracht hat und noch beibringen wird. Du bist eine großartige Frau.

Literaturhinweise

Caplan, Mariana, Do you need a Guru?, Thorsons, 2002

Chodron, Pema, Wenn alles zusammenbricht, München, 2001

Cope, Stephen, Die Weisheit des Yoga, München, 2007

Desjardins, Arnaud, The Jump into Life, Bantam, 1999

Feuerstein, Georg, Tantra, The Path of Ecstasy, Shambhala, 1998

Friend, John, Anusara Yoga, Handbuch zur Lehrerausbildung, Anusara Press, 2008

Gannon, Sharon, Life, David, Yoga der Befreiung, Petersberg, 2010

Gold, E. J., The Great Adventure, Gateway Books, 2001

Incao, Sylvan, Zen Trash, Irreverent and Sacred Teaching Stories of Lee Lozowick, Hohm, 1994

Iyengar, B. K. S., Licht auf Pranayama, München, 2012

Iyengar, B. K. S., The Tree of Yoga, Shambhala, 2002

Lasater, Judith, Relax and Renew, Restful Yoga for Stressful Times, Alfred A. Knopf, 1996

Mehta, Silva, Das Handbuch nach der Iyengar-Methode, München, 2009

Myers, Esther, Yoga and You, Energizing and Relaxing Yoga for New and Experienced Students, Shambhala, 1997

Ryan, Regina Sara, Gefährliches Beten. Radikales Vertrauen auf Gott, Saunstorf, 2010

Scaravelli, Vanda, Awakening the Spine, Harper Collins, 1994

Shiffman, Erich, Yoga: The Spirit and Practice of Moving into Stillness, Pocket Books, 1996

Stiles, Mukunda, Yoga Sutras of Patanjali, Weiser Books, 2002

Tringpa Rinpoche, Heitere Weisheit, München, 2009

Maren Schneider

DER WEG DER ACHTSAMKEIT

Bewusstheit und Meditation im täglichen Leben

Sich bewusst wahrnehmen und sein Leben aktiv gestalten: Achtsamkeit bedeutet, sich möglichst in jedem Moment auf das Hier und Jetzt zu konzentrieren. Maren Schneider zeigt, wie Bewusstheit und Meditation diesen Weg unterstützen, um Stress besser zu bewältigen und um sich wieder mehr auf das Wesentliche zu besinnen. Eine fundierte Einführung mit Übungen für den Alltag.

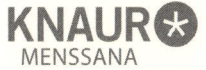

KNAUR

MENSSANA